Es gibt immer wieder Ideen, die das klassische Konzept sprengen und deshalb keinen richtigen Ort bekommen, an dem man sie nachlesen kann. Alle Texte in diesem Band haben dieses gleiche Schicksal. Da sie für meine eigene Entwicklung wertvolle Aspekte sind, möchte ich sie als Anregungen weitergeben. Vielleicht nützen sie dem ein oder anderen.

Dresden, im Frühjahr 2024

Christian Albrecht May

Essays zu Medizin und Wissenschaft

2010-2020

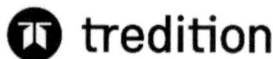

© 2021 Name Autor(in)
Umschlag, Illustration: Name Illustrator(in)
Lektorat, Korrektorat: Name Lektor(in)
Übersetzung: Name Übersetzer(in)
Weitere Mitwirkende: Name(n) weitere Mitwirkende

Druck und Distribution im Auftrag des Autors/der Autorin:
tredition GmbH, Halenreie 40-44, 22359 Hamburg, Deutschland

ISBN
Paperback   ISBN Paperback
Hardcover   ISBN Hardcover
e-Book   ISBN e-Book

Das Werk, einschließlich seiner Teile, ist urheberrechtlich geschützt. Für die Inhalte ist der Autor/die Autorin verantwortlich. Jede Verwertung ist ohne seine/ihre Zustimmung unzulässig. Die Publikation und Verbreitung erfolgen im Auftrag des Autors/der Autorin, zu erreichen unter: tredition GmbH, Abteilung "Impressumservice", Halenreie 40-44, 22359 Hamburg, Deutschland.

Inhaltsverzeichnis

Methoden der Erkenntnis und ihre Bedeutung in der Humanmedizin (2012) 7

Annäherung an die Begegnung mit der Realität (2013) 15

Deontologie oder die Illusion vom Richtigen in der Medizin (2014) 21

Wissenschaftliches Universitätsstudium? Schein und Sein (2015) 33

Paradigmenwechsel zum Nachdenken: Krankheit als Luxus (2016) 37

Die Wissenschaft als Methode der Erkenntnis wird von ihren führenden Vertretern als politisches Instrument missbraucht (2017) 41

Die Notwendigkeit des Künstlerischen in der heutigen Medizin (2018) 45

Wann ist man in der Rolle des Wissenschaftlers? (2020) 53

Georg Simon Ohm: Persönlichkeit und Charakter (2017) 59

Die dritte Ärztekategorie des Aristoteles, ihre Tradierung im Europa des 15. Jahrhunderts und ihre Ausläufer im frühen 21. Jahrhundert (2010-2020) 83

Methoden der Erkenntnis und ihre Bedeutung in der Humanmedizin (2012)

Aufgabe dieser Schrift ist es, grundlegend über die verschiedenen Möglichkeiten nachzudenken, wie man Erkenntnisse erlangen kann und welche Bedeutung diese verschiedenen Wege in der Medizin haben. Medizin ist dabei ein Integral aus Kunst und Wissenschaft, in dem unter Grenzbildung des Gesunden etwas Krankes definiert wird, das mit therapeutischen Ansätzen zum Gesunden zurückgeführt werden soll.

Macht man sich zunächst von den philosophisch tradierten Begriffen, die unterschiedliche methodische Aspekte der Erkenntnisgewinnung beschreiben, frei (um einige zu nennen: Empirismus, Rationalismus, Skeptizismus, Realismus, Idealismus) und versucht die verschiedensten Erkenntnisse nach ihrer Wurzel zu hinterfragen, kommt man zu dem erstaunlichen Ergebnis, dass es eigentlich nur vier Grundmethoden gibt. Diese Grundmethoden können miteinander verknüpft werden und somit eigenständig erscheinende Variationen liefern, sie stehen in ihrer Basis aber als einzelne Herangehensweisen ohne Überschneidung nebeneinander und decken die Möglichkeiten der Erkenntnisgewinnung vollständig ab.

Bei der Darstellung der Grundmethoden rutschen wir leicht in ein sprachphilosophisches Dilemma: verwenden wir Worte, die bereits mit Inhalten verknüpft sind, kommt es zu Missverständnissen und Fehlinterpretationen; verwenden wir neue Wortschöpfungen, müssen diese ausführlich erläutert werden und sind leicht unverständlich, wenn man sie nicht genau kennt. Für eine leichtere Lesbarkeit wurden die erstgenannten Risiken in Kauf genommen, die Begriffe jedoch in Anführungszeichen gesetzt, um ihren Unterschied zur allgemeinen Sprachverwendung zu symbolisieren.

I. Die ‚theologische' Methode. Grundlage für Erkenntnisse aus dieser Methode ist die Akzeptanz einer Offenbarung. Glaubenssätze werden nicht weiter hinterfragt und dienen zur Verifizierung einer aufgestellten Behauptung.

II. Die ‚naturwissenschaftliche' Methode. Grundlage ist hier das Aufstellen einer eigenständigen These, die durch dafür ausgedachte Experimente geprüft wird; heutzutage im Idealfall über die Falsifizierung einer Behauptung.

III. Die ‚phänomenologische' Methode. Hier steht der Versuch, aus zunächst ungewerteten, neutralen Beobachtungen einen Zusammenhang und Kausalitätsargumente zu entwickeln.

IIII. Die ‚transzendente' Methode. Die Erkenntnisgewinnung ist hier im Gegensatz zu den drei erstgenannten Methoden nicht auf dem Weg des direkten aktiven Tätigseins möglich, sondern erfolgt nach einem Schulungsweg, der das Raum-Zeit-Kontinuum zur Seite schiebt.

Erkenntnis ist das Hinzukommen von etwas Neuem für ein spezifisches subjektives Individuum. Dieser Vorgang bedarf einer Bewegung, d.h. einer Lebendigkeit, die entweder passiv von außen ('transzendente' Methode) oder aktiv von Innen erfolgt. Die innere Bewegung kann dabei dreifach verstanden sein: fühlen ('theologische' Methode), denken ('naturwissenschaftliche' Methode) und wollen ('phänomenologische' Methode). Die Verben fühlen, denken und wollen sind hierbei als konstituierender dynamischer Anteil unserer menschlichen Existenz zu verstehen, nicht als individualisierte Substantive Gefühl bzw. Wahrnehmung, Gedanken und Willen. Dies ist hier wichtig zu betonen, denn eine Wahrnehmung kann z.B. nur in einer Verschmelzung von allen drei Bewegungsanteilen beschrieben werden: ich lenke meine Aufmerksamkeit willentlich auf ein Objekt, ich fühle über meine Sinne die Ausstrahlungen des Objektes und verbinde es denkend mit Bekanntem.

	Methode	Bewegung	Haltung
'theologisch'	Offenbarung, Glaubenssätze	fühlen	tun
'naturwissenschaftlich'	Thesenbildung und Falsifizierung	denken	
'phänomenologisch'	ungewertete, neutrale Beobachtung	wollen	
'transzendent'	Schulungsweg als Vorbereitung	erfahren	sein

Was bringen uns diese Überlegungen für die Humanmedizin?

Der gesunde Mensch, die Zielgröße aller kurativ denkenden Therapien, ist heute am Anfang des 21. Jahrhunderts ein idealisiertes Phantom. Seine Stabilisierung wird von verschiedenen Gruppen angegangen, die zunächst konträr erscheinende Strategien anwenden und theoretisch begründen. Hinterfragt man die Ansätze nach ihrer Erkenntnismethode so merkt man rasch, dass es zwar unterschiedliche Gewichtungen gibt, aber eine wirklich brauchbare Technik alle vier Methoden der Erkenntnisgewinnung einsetzen muss. Nimmt eine Gewichtung überhand, so läuft diese Gruppe Gefahr, die Brauchbarkeit der Technik zu verlieren und damit nicht mehr an den tatsächlichen Bedürfnissen der Menschen zu operieren. Mit den vorgestellten Grundmethoden lässt sich sehr schnell analysieren, in wieweit eine therapeutische Richtung einseitig geworden ist und welche Bereiche in ihr gestärkt werden müssen. Exemplarisch soll dies hier für ein paar therapeutische Richtungen ausgeführt werden:

Säftelehre. Sie dient als historisches Beispiel, wie tatsächlich durch Einseitigkeit der Erkenntnismethode ein System ad absurdum geführt wurde. Soweit man das historisch rekonstruieren kann, entwickelte sich die Säftelehre aus einer ‚transzendenten' Grundhaltung der Priesterärzte (interessanter Weise herrschte hier keine ‚theologische' Erkenntnis im Bezug zur Medizin; höchstens bei der offiziellen Interpretation), deren Wissen mit den ‚phänomenologischen' Beobachtungen verschiedener Wanderarztfamilien zu einem System amalgierte. Mit

Aristoteles setzten ‚naturwissenschaftliche' Ansätze einen Akzent, sie wurden jedoch schnell als ‚theologische' Sätze verwendet, d.h. es ging um die Verifizierung von Autoritäten. Erst in der Renaissance wurde die ‚phänomenologische' Methode (besonders in der Anatomie) und die ‚naturwissenschaftliche' Methode verstärkt angewendet, dies führte jedoch zu einer so starken Diskrepanz mit den tradierten ‚theologischen' Grundsätzen, dass die Säftelehre daran zerbrach und ein neues System auf der Basis der Zellularpathologie entstand.

Homöopathie. Ganz aus dem dynamischen Verständnis der Säftelehre heraus entwickelte Hahnemann durch den Einsatz ‚phänomenologischer' Erkenntnisse ein eigenständiges System, das dem verhärteten ‚theologischen' Ansatz der damals etablierten Universitätsmedizin einen Gegenpol lieferte. Zunächst wurde der ‚phänomenologische' Ansatz beibehalten, es entwickelten sich zur Stabilisierung jedoch schnell auch ‚theologisch' tradierte Erfahrungen in Form der Repetitorien. Erst in neuerer Zeit kommt auch der ‚naturwissenschaftliche' Ansatz in der Homöopathie zur Geltung, so z.B. in der Elementelehre von Scholten. Hier werden erstmalig Therapeutika durch eine Systematik gedacht, die dann auf ihre Wirksamkeit hin untersucht werden.

Materielle Wissenschaftsmedizin. Die Erben der ‚theologisch' erstarrten Säftelehre haben sich zwar der ‚naturwissenschaftlichen' Erkenntnis als Hauptmethode verschrieben, basieren jedoch sehr stark auf durch Individuen aufgebauten ‚theologischen' Grundsätzen. Sie bilden die Säulen der Macht, die diese Medizin beherrscht. Indem jedoch nur einer einzigen Erkenntnis

Wahrheitsgehalt zugesprochen wird, tradiert sie die Extreme der Säftelehre weiter, nur unter einem anderen Vorzeichen. Wenn nicht auch andere Erkenntniswege von dieser Strömung anerkannt und integriert werden, ist das ad absurdum Laufen dieser Richtung bereits zu sehen.

Anthroposophische Medizin. Als Gegenpol zu vielen der bisher genannten therapeutischen Richtungen legt die anthroposophische Medizin ihren Kern in die ‚transzendente' Erkenntnis. Sie knüpft damit an die vernachlässigten Wurzeln der Säftelehre. Auch ‚phänomenologische' Ansätze sind wichtig, die in ein wissenschaftliches Konzept fließen, das jedoch nur methodisch und nicht inhaltlich mit der klassischen ‚naturwissenschaftlichen' Richtung identisch ist. In der kurzen Bestehenszeit hat sich auch hier ähnlich wie in der Homöopathie eine starke ‚theologische' Erkenntniskomponente breit gemacht, die wie ein Schatten den transzendenten Ansatz verdeckt.

Traditionelle chinesische Medizin. Überwiegend aus ‚transzendenter' und ‚phänomenologischer' Erkenntnis entwickelt, wurde diese Richtung als ‚theologischer' Ersatz zur materiellen Wissenschaftsmedizin in Europa herangezogen um in den Mühlen der ‚naturwissenschaftlichen' Methoden fein gerieben zu werden. Die ‚transzendenten' Elemente, die in Asien durchaus noch lebendig sind, werden geopfert oder ‚theologisch' umgeformt. Aus einer Eigenständigkeit wird so ein schmückendes Beiwerk, aber keine Stütze.

Eine Medizin, die sich ihrem Ziel nicht entfernen möchte, muss allen vier Erkenntnismethoden ihren Platz gewähren und darauf achten, dass nicht außerinhaltliche Interessen eine Einseitigkeit bewirken. Nur dann wird sie sich der vollen Akzeptanz aller Menschen sicher sein können und die individuellen Bedürfnisse einer jeden Einzelsituation adäquat anschwingen können.

Annäherung an die Begegnung mit der Realität (2013)

Was bedeuten schwierige Texte?

Der Mensch möchte die reale Welt, zu der er gehört, in seiner Kommunikation mit anderen Menschen möglichst so darstellen, dass seine Aussagen über diese Welt der Welt gleichen.

Die Wissenschaft versucht mit den Mitteln der Sprache die Welt zu beschreiben. Dabei wird all zu leicht vergessen, dass nicht die realen Tatsachen abgebildet werden, sondern ihre Beschreibung. Man beschäftigt sich mit Modellen, die ein Subjekt aus der Realität entwickelt hat – Teilaspekte mit speziellen Konditionen und Einschränkungen – und verwendet diese Modelle als Realität für weitere Modelle. Ob das Modell brauchbar ist, muss der Vergleich mit der Wirklichkeit zeigen, die jedoch nicht nur Sprache ist.

Die Sprache ist eine Abstraktion der Wirklichkeit, wie alles, was die fließende Wirklichkeit abzubilden versucht (auch Fotographien und Filme). Den Grad der Abstraktion kann man willkürlich definieren, qualitativ ist er immer vorhanden. Man kann auch anders formulieren: durch die Abstraktion kann die Realität auf bestimmte Merkmale hin fokussiert erkannt und kommuniziert werden.

Kommunikation bedarf einer a priori gesetzten Vereinbarung, sei es in der Wahl eines geeigneten Kommunikationsmediums (z.b. Auswahl einer Sprache), sei es in der Verwendung einer durch Subjekte normierten Konvention. Beides wird durch das Subjekt festgelegt und bestimmt, welcher Ausschnitt bzw. Aspekt der Realität abgebildet wird. Es ist nicht die Natur selbst, die in das Korsett der Auswahl geht, um sich wissenschaftlich zu zeigen, sondern des Subjekts beschränkter Verstand modelliert sich Teilaspekte zu einer Realität, die gerne als Ganzes kommuniziert wird.

Die Beschreibungen qua Bilder der Realität sollen einem helfen, bestimmte Aspekte festzuhalten, die einem wesentlich erscheinen, um das Bild wieder lebendig werden zu lassen – natürlich in seiner dann eigenen Realität, die mehr ist, als das Abspielen eines angefertigten Films oder einer Musikaufnahme.

In der Kunst herrschen die gleichen Gesetzmäßigkeiten wie in der Wissenschaft. Die Kunst ist sich des Modellcharakters jedoch meist stärker bewusst – die Realität wird subjektiv verfremdet, also symbolisch dargestellt. Die Kunst besteht darin, die Verfremdung so geschickt einzusetzen, dass verschiedene Facetten der Realität dem Kunstrezipienten sichtbar werden können, wie Lichtbrechungen in einem Edelstein, unabhängig von den individuellen biographischen Grundbedingungen des Subjekts.

Ist sich ein Leser des oben gesagten bewusst, kann er sehr schnell alle möglichen Texte auf ihre Bedingungen abklopfen und einen Eindruck über den Text gewinnen. Durch diesen Akt des ‚Zauberns' in sich selbst, d.h.

des richtigen Vorbereitens und in Stimmung versetzen, wird jeder Text eine individuelle Quelle für meine eigene Begegnung mit der realen Welt. Nicht mehr und nicht weniger kann ein Text erreichen.

Der Autor hat sich mit dem Sinn seines Textes auseinandergesetzt – ohne dass er ihn als Analyse anhängt. Der Leser ist aufgefordert, diesen subjektiven Weg des Filterns, Überlegens und Schlussfolgerns mit Hilfe des Textes nachzuformen; auch auf die Gefahr hin, dass der Leser durch den Text einen ganz anderen Sinn angeregt bekommt. Die Möglichkeit des ganz Anderen schwingt dabei im literarischen und im wissenschaftlichen Text mit.

Die Sinnfrage gibt dem Text eine Bedeutung und damit eine Existenzberechtigung – ein generalisiert sinnloser Text, falls es so etwas überhaupt gibt, wäre uninteressant. Für den Einzelnen und die aktuelle Situation kann jedoch mehr oder weniger oft eine Sinnlosigkeit definiert werden; darüber braucht sich ein Autor dann auch nicht zu beschweren: womöglich kann er ganz gut selbst abschätzen, für wie viele Leser der bestimmte Text potentiell sinnvoll ist. Die Intention des Autors bei der Erstellung des Textes führt die kardinale Sinngebung an. Die Intention des Lesers soll die Sinninhalte spiegeln. Ein Spiegelprozess schafft ein Abbild der abstrahierten Realität. Der Sinn des Autors liegt damit nicht mehr direkt vor – er kommt neu vom jeweiligen Leser dazu: eine laufende Aktualisierung von Möglichkeiten.

Ein Text ist ein vom Autor gefasster, aber dann für sich alleine stehender Gedanke, der in die Allgemeinheit geschickt wird. Um den Text lesen zu können, muss der Autor eine Sprache verwenden, die der Leser versteht; umgekehrt muss der Leser die Sprache des Textes verstehen, um den Inhalt und nicht nur die Symbole und einfachen Zeichen wahrzunehmen.

Ein Gedanke hat immer einen sprachlich geformten Inhalt, der jedoch zunächst nur dem Autor als Subjekt bekannt ist. Wie für ein Rätsel wird dieser Inhalt verhüllt, indem er niedergeschrieben wird und damit sein Bezugssystem in gewissem Grad aufgibt. Die Art und Weise der Verschriftlichung entscheidet, ob dieser Text ein literarischer oder wissenschaftlicher Text ist.

Schwierig ist ein Text, wenn ich bei seiner Aktualisierung mit Unklarheiten zurück bleibe, die ich in meinem viel-dimensionalem Umfeld (Ort, Zeit, Mitmenschen etc.) nicht bzw. nicht sofort lösen kann. Ein Rätsel, das seiner Antwort harrt. ‚Schwierig' ist insofern ein relatives Attribut, als es nicht ohne Aktualitätsbezug besteht. Es ist eng mit der Motivation des Lesers verknüpft.

Als bewusstes Stilmittel ist die Verkomplizierung eines Textes die Möglichkeit, Banalitäten und Einfaches so darzustellen, dass der Leser nicht sofort die Lösung des Rätsels oder den Gedanken des Autors erhält, sondern zunächst in sprachliche Umwege und Sackgassen geschickt wird. Es wird an den Verstand des Lesers appelliert, der sich darüber geschmeichelt fühlt – insbesondere wenn ein Schwierigkeitsgrad mit kommuniziert wird. (Jeder ist gerne schlau!)

Überspannt der Autor das Stilmittel der Verkomplizierung, fühlt sich der Leser unwohl – der Text erscheint sinnlos und der Anreiz zur weiteren Beschäftigung mit dem Text fehlt. Gleiches passiert, wenn ein schwieriger Text an einen Leser gerät, der nicht ‚zaubern' (im Sinn der oben gemachten Ausführungen) kann ... sonst wäre er sich der Bedingungen bewusst, in denen der Text steht und in denen er sich als Leser befindet. Kreation und Interpretation als abhängige Unabhängigkeiten.

Deontologie oder die Illusion vom Richtigen in der Medizin (2014)

Stellen wir uns heute die Frage, welche Zielgrößen eine angemessene therapeutische Ethik in Zukunft haben soll, mit der Intention, dass wir die Zukunft in diese Richtung gestalten können, dann fußen unsere Gedanken und Ideen auf dem, was die Vergangenheit für unsere heutige Gegenwart bewirkte. Greifen wir den historischen Gedanken der Harmonia mundi im Sinne einer ‚Weltenganzheit als vollständig rahmengebende Struktur' auf, so gibt es zu jeder Zeit alle Denkrichtungen: diejenigen, die wir als ‚richtig' bezeichnen, aber auch diejenigen, die wir als ‚falsch' aburteilen. Diese Interpretation der Weltenganzheit ist auf der einen Seite tröstlich, denn sie gibt uns die Gewissheit, dass das ‚Wahre und Richtige' immer existieren wird, sie ist aber auch desillusionierend, denn sie ermahnt uns, dass auch die Dummheit niemals ausgelöscht werden kann. Die Bedeutung und Anerkennung der verschiedenen Richtungen ist dabei wandlungsfähig: bei Gegensätzen wird die eine Seite die andere ausschließen oder zumindest als weniger wichtig oder weniger nützlich bewerten; es gibt aber auch die Tendenzen Gegensätze zu vereinen. Manchmal scheinen sich sogar Gegensätze besser zu verbinden als ähnliche Richtungen, denen es wichtiger ist ihre Unterschiede zu verteidigen als Gemeinsamkeiten herauszuarbeiten. Je komplexer eine Richtung aufgebaut wird, desto schwieriger lässt sie sich modifizieren und hinterfragen. Ihre Bausteine werden dann leicht nicht mehr denkend neu entwickelt, sondern ikonisch tradiert und verbreitet. Die Träger eines solchen fixierten Wissens entwickeln zunächst Macht, bis sie dann nur noch Hüllen mit sich führen, deren füllende Gedanken nicht mehr aus der Gegenwart entwickelt werden können.

Ein prominentes Beispiel aus der Medizin ist die Entwicklung der antiken Vier-Säfte-Lehre, als Modell für physiologische, d.h. gesunde Vorgänge, und der daraus abgeleiteten Humoralpathologie. Spätestens in der scholastischen Medizin des 13. Jahrhunderts nach Christus fehlten für das tradierte ‚Korsett' die sinngebend füllenden Gedanken; das Abschreiben des Abgeschriebenen brachte Fehler und Unstimmigkeiten in das System, die jedoch beharrlich weitergeführt wurden. In der Renaissance des 16. Jahrhunderts wurde durch das Studium der Originaltexte noch einmal versucht, die Bausteine neu zu formieren und zum sinnvollen alten Wissen zurückzufinden. Aber die Hülle war bereits zu steif, sodass sich neu entwickelnde Alternativen zunehmend weniger gut in das tradierte Modell einfügten. Im 19. Jahrhundert wurde schließlich endgültig die nicht mehr passende Haut abgestreift, und ein neues Modell der Mikroskopisierung (Zelle als lebendige Einheit, mit der alles erklärt werden kann) und der daraus entwickelten Zellularpathologie eingeführt.

Wenn wir uns der Vergangenheit zuwenden und aus den überlieferten Fragmenten der früheren Weltenganzheit etwas lernen wollen, dann kann es nicht darum gehen, einzelne Aspekte zu beurteilen, d.h. nach der Kategorie ‚richtig' oder ‚falsch' zu bewerten. Ein solcher Ansatz interpretiert aus der Gegenwart und ist nutzlos, weil er unkritisch ist. Dass er dennoch Langzeitwirkung haben kann zeigt z.b. die Geschichtsforschung des 19. Jahrhunderts, deren wertende Urteile wie ‚dunkles, dumpfes Mittelalter' oder ‚heroisch-strahlende Renaissance' bis heute im breiten Denken verankert sind. Bei genauer Betrachtung waren dies sozialpolitisch motivierte Meinungen einzelner Forscher, die aus dem Kontext ihrer Zeit verständlich werden können, aber nichts mit einer kritischen Wissenschaftlichkeit wie wir sie heute verstehen zu tun haben. Mit viel Mühe versucht die neue Forschung diese Topoi wieder gerade zu rücken. Dass eine solche Überzeugungsarbeit nicht nur auf Gegenliebe stößt, kann man sich denken. Noch sensibler sind Themen die auf theologisch motivierten Meinungen entwickelt wurden – man denke dabei z.B. an die modernen Forschungen zur Originalsprache des Korans.

Für unsere Fragestellung liegt der Wert der Beschäftigung mit der Vergangenheit im Aufdecken und Nachspüren von Wandlungsprozessen: unter welchen Bedingungen entwickeln sich welche Schwerpunkte, wie werden sie interpretiert, wie verbreiten sie sich und was bringt sie wieder zu Fall. Wir bringen bei einer solchen Betrachtung auch unser eigenes Urteil mit, und es leitet uns mit Fragen wie ‚Was wusste man damals, was wir heute gerne noch hätten, und warum entwickelte es ein Schattendasein?' oder ‚Wie hätte man diese oder jene in unseren Augen sich abzeichnende Fehlentwicklung vermeiden können?'. Dieses Urteil ist ehrlich, denn unser Denken ist intentionsgeführt – selbst absichtsloses Denken verfolgt eine Absicht. Wenn wir uns dieser Ehrlichkeit bewusst werden, schaffen wir vielleicht den Sprung zu einer wissenschaftlichen Reflektion, die urteilsfreie Prinzipien erkennen lässt.

Mit dieser Haltung wollen wir uns nun zunächst dem 16. Jahrhundert zuwenden, und dies aus zwei Gründen: zum einen, weil in dieser Zeit für Europa eine klare deontologische Richtung der christlichen Theologie existiert, die zu größten Teilen den therapeutischen Rahmen der Heilberufe setzt; zum anderen, weil das vermeintlich Richtige in der Medizin hier erstmalig nicht nur Kritik, sondern klar formulierte Alternativen erhält und damit als Illusion entlarvt wird. Beide Aspekte kulminieren in der Gestalt des Theophrastus Bombastus von Hohenheim, genannt Paracelsus, dessen Texte schlaglichtartig betrachtet werden sollen. Es geht dabei nicht um die Würdigung des Gesamtwerkes oder um die Darstellung der Grundzüge seiner Lehre. Vielmehr sollen kritisch einzelne Aspekte aufgegriffen werden, die uns für die anfangs skizzierte Zukunftsbetrachtung nützlich sein könnten.

Das muss ich bekennen: dass ich nicht jedem seinen Willen erfüllen kann, so wie er es von mir sicher und ohne Zweifel haben will. Das vermag ich nicht und ist mir auch nicht möglich. Gott hat schließlich die Arznei nicht dafür erschaffen, dass sie nach einem dahergelaufenen, spontanen Willen wirkt. Wenn Gott bestimmten Menschen die Gesundheit nicht gönnen und geben will, wie soll ich das dann machen können, wo doch nicht ich Gott, sondern er mich und uns lenkt. Habt also eine allgemeine Verantwortung! (...) Mir wird oft vorgeworfen, wenn ich zu einem Patienten komme wüsste ich nicht sofort, woran er leidet, sondern bräuchte Zeit dafür. Das stimmt. Aber wer sofort darüber urteilt ist ein Tor, denn wenn die Krankheit beendet ist, ist das erste Urteil in der Regel falsch; wer aber daran haftet, macht sich zum Lügner. Ich versuche dagegen allmählich zur Wahrheit zu kommen.

(aus der siebten Defension des Paracelsus, Peuckert II, 527-8)

Die deontologische Ethik fragt nach der Pflicht des Einzelnen, unabhängig von seiner momentanen Situation. Die Handlung selbst wird ohne ihre Konsequenzen bewertet: im Extrem entstehen so absolute Ge- und Verbote, in einer moderateren Variante gibt es einen Grenzwert, ab dem der Absolutheitsanspruch aufgehoben werden darf. Die zehn Gebote stehen dabei von der Kirche aus als gottgegebener ethischer Maßstab, dessen Übertretung jeweils Fegefeuer und Hölle nach sich zieht. Eine deontologische Interpretation dieser Gebote bezieht keine spezifischen Bedingungen einer konkreten Situation mit ein. Der Verstoß lässt sich durch nichts rechtfertigen. Doch die Kirche war und ist realistisch genug, was die Durchführbarkeit solcher Gebote angeht. Um die Gläubigen nicht zu verlieren, schaffte sie Alternativen, um sich vom deontologisch zugefügten Makel zu säubern: die Beichte (im Ideal die echte Reue) mit der Absolution, mit weltlicher Pragmatik auch die Ablasszahlung zur eigenen Bereicherung. Damit wird die Kirche eine Instanz, die den göttlichen Wunsch oder Appell untergräbt; das erkannte aber zum Glück für die Kirche damals kaum einer.

In der medizinisch-therapeutischen Vielfalt des 16. Jahrhunderts gibt es verschiedene Stufen von Akteuren: die Kräuterfrau, den Zunft-organisierten Bader, den Universitäts-gelehrten Arzt. Paracelsus erkennt alle diejenigen an, die sich an die göttliche Wahrheit halten:

Was ist des Therapeuten Redlichkeit? Ja ja, nein nein, das ist seine Redlichkeit, darauf soll er gründen. Er muss die Basis und Wirkung seiner Therapie so gut kennen, dass das Ja ein Ja sei und werde, und so soll auch Nein das Nein sein. Er muss also auch wissen, wo die Grenzen seiner Therapie sind. Daraus folgt, dass die Redlichkeit eines Therapeuten auf der Wissenschaft seiner Kunst basiert. (...) Wenn der Therapeut von Gott eine herausragende Stellung bekommen hat, so darf er kein Larvenmann sein, kein altes Weib, kein Henker, kein Lügner, keine Plappertasche, sondern er muss ein wahrhaftiger Therapeut sein. (...) Die von Gott gegebene Wahrheit ist seine Redlichkeit.

(aus dem Paragranum des Paracelsus, Peuckert I, 568-9)

Paracelsus ordnet sich ganz der göttlichen Weisheit unter: als Mensch ist er auf dessen Führung und Beistand angewiesen. Gott bestimmt, wie weit der Therapeut beim anderen Menschen erfolgreich eingreifen kann; somit wird die Beurteilung der Handlung nicht an dem Erfolg abzulesen, d.h. teleologisch ausgerichtet sein, sondern nach den inneren Fähigkeiten und der Haltung des Therapeuten gewichtet werden. Sein Charakter ist in erster Linie entscheidend, nicht sein Erfolg. Dieser Charakter wird durch die wissenschaftliche Seite seiner

Kunst fundiert. Durch die von Gott legitimierte besondere Position, die der Therapeut innehat, liegt es in seiner ethischen Verantwortung, die Grundlagen seiner zur Anwendung kommenden Methoden zu kennen. Die erfolgreiche Anwendung scheint sich zu seiner Zeit auf die Ausführung der Methoden und der damit verbundenen Honorierung weitgehend beschränkt zu haben (den Rest macht Gott, wenn er denn will). Die grundlegende Zielsetzung der Gesundheit wurde möglicherweise aufgrund pragmatischer Erfahrungen nicht beachtet. So formuliert Paracelsus kurz nach der Flucht aus Basel:

Das wichtigste, was zu einem Therapeuten gehört, ist, dass er den Ausgang seines Werks bedenke; da begegnen einem zwei Ausgänge: Bezahlung und Gesundheit. (...) Ein Kranker verhält sich zu einem Therapeuten gleich wie ein Gefangener, was man dem auch aufzählen kann, er verspricht es; wenn er aber entrinnt, so geschieht ein anderes. So ist der Kranke auch gehorsam und gutwillig, bis er aus den Banden entrinnt. Aber das darf den Therapeuten nicht verzagt machen.

(aus Bertheonea des Paracelsus. Peuckert I, 3-4)

Liest man in diesem Text weiter, so wird an der damals gängigen Praxis Kritik geübt. Paracelsus stellt den Blick auf die Gesundheit vor die Bezahlung; nicht die Diagnose und Prognose zeichnet den Therapeuten aus, sondern das Begleiten der Krankheit auf dem Weg zur Gesundheit. Damit wird die zu Beginn einer Begegnung gestellte Blickdiagnose zugunsten einer Prozessbetrachtung aufgegeben.

Paracelsus war überzeugt, dass es das (von Gott eingesetzte) Richtige in der Medizin gibt und dass er den Weg dorthin gefunden hatte. In diesem Sinn entwickelte er eine formal sehr ähnlich aufgebaute Lehre neben die Anschauungen der Tradition der Zeit. So bezog er seine Ausführungen auf überlieferte Ansichten – es lag ihm fern, Begründer einer genuin neuen Lehre zu sein. Er sah sich mehr als Renovator, als Erneuerer vergessener Weisheiten. Methodisch griff er die in seiner Zeit modernen Strömungen auf: er betonte die eigene Anschauung, er kritisierte die scholastische Methode, er entwickelte übergreifende Konzepte, die eine detaillierte Gesamtschau liefern sollen. Paracelsus wollte keine Utopien, sondern eine in seiner Zeit realisierbare Anleitung schaffen, was ihm gelang. Doch seine Ansprüche waren zu groß für die Trägheit seiner damaligen Gegenwart. Er verlangte Fähigkeiten zur Reflektion, die der normale Therapeut des 16. Jahrhunderts nicht entwickelt hatte. Insofern übernahmen seine Schüler die Lehrsätze und ikonisierten – was blieb ihnen auch sonst übrig. Weit in die Zukunft hatte Paracelsus seinen Samen gesetzt: die biochemische Ebene ist Realität geworden, allerdings nicht eingebettet in dem ganzheitlichen Ansatz hermeneutischer Prinzipien. Diese gilt es in Zukunft aufzugreifen und mit den stofflichen Errungenschaften zu verknüpfen.

Folgen wir Paracelsus' Ausführungen, so gibt es für ihn zwar das Richtige, es zerfällt jedoch in individualisierte Bedingungen die sich selbst innerhalb eines Individuums verändern und wandeln. Diese im Prozess verankerte Wissenschaftlichkeit wurde von Goethe weitergeführt und hat unter dessen Namen als goetheanistische

Wissenschaft seine Fortführung bis heute. Das Richtige ist – abgeleitet aus den paracelsischen Schriften - der wohl geführte Einzelfall, nicht eine pauschale Rezeptur. So empfand dies auch ein Samuel Hahnemann, als er die Prinzipien seiner Homöopathie formulierte. Die Wissenschaft der Heilkunst bietet (nur) eine notwendige Grundlage, ohne selbst schon das Richtige zu sein. Ihre Stärke bekommt die Wissenschaft, indem sie ihr deontologisches Gewand abstreift. So gilt: ein Gift bleibt nicht immer Gift, sondern kann bei Veränderung der Dosis zum Heilmittel werden.

Um nun zumindest ein Verständnis für die deontologische Haltung zu zeigen, soll ein Sprung zu Karl Popper in das 20. Jahrhundert erfolgen.

„Die Menschen sind fürchterlich suggestionsbedürftig (...) aber ich bitte Sie: lassen Sie sich nur nichts von mir suggerieren! Glauben Sie mir, bitte, kein Wort! Ich weiß, das ist zu viel verlangt, denn ich will ja nur die Wahrheit sagen, so gut ich sie kenne. Aber ich warne Sie: ich weiß nichts; oder fast nichts. Wir alle wissen nichts oder fast nichts. Das ist, wie ich vermute, eine Grundtatsache unseres Lebens. Wir wissen nichts, wir können nur vermuten: wir raten. (...) die Naturwissenschaften bestehen eben nur aus Vermutungen, aus Hypothesen. (...) Wir wissen nicht, sondern wir raten. Obwohl das naturwissenschaftliche Wissen kein Wissen ist, ist es das Beste, das wir auf diesem Gebiet haben. Ich nenne es Vermutungswissen – mehr oder weniger, um die Leute zu trösten,

die sicheres Wissen wollen und glauben, es nicht entbehren zu können. Das sind nämlich die gefährlich suggestionsbedürftigen Menschen, die Menschen, denen der Mut fehlt, ohne Sicherheit, ohne Gewissheit, ohne Autorität, ohne einen Führer zu leben. Man könnte vielleicht sagen: es sind die Menschen, die im Kindesalter steckengeblieben sind.

Die anderen mögen Freunde brauchen, Vertraute; oder Menschen, zu denen man aufsieht, weil man in ihnen ein Vorbild sehen kann; oder vielleicht, weil sie Außerordentliches geleistet haben. Wenn sie einen Kranken betreuen, mögen sie oft nach einer Autorität – einer medizinischen Autorität – seufzen. Aber die gibt es nicht; denn Wissen – sicheres Wissen – ist ein leeres Wort."

(aus Wissenschaft als Wahrheitssuche, Piper Denkanstöße 2004, 10-11)

Popper charakterisiert in diesem kurzen Auszug bemerkenswert die deontologischen Denkansätze und ordnet ihnen eine zeitlich begrenzte Berechtigung zu: das Kindesalter. Ein pädagogisch sehr wichtiger Hinweis: die Deontologie hat ihre Berechtigung in der Anfangsphase einer Entwicklung, aber mit der Notwendigkeit, dass sie beim Heranreifen nicht als starres Gesetzesgut erhalten bleibt, sondern sich umwandelt und dabei auflöst. Damit verschwinden jedoch auch ihr sinngebender Halt und ihr Wahrheitsanspruch. An ihre Stelle müssen neue ethische Prinzipien treten, die eine Wissenschaftlichkeit als Basis für ein reflektiertes und damit genuin menschliches

Handeln ermöglichen. Dies ist insbesondere für alle Heilberufe wichtig, bei denen die eigenständige Wissenschaft oft gar nicht an- oder durchdacht wird. Angelehnt an Popper bedeutet das für das Verständnis von uns selbst als Menschen:

1. Es gibt keine Autoritäten, da einer niemals alles überblickt.

2. Es ist unmöglich, alle Fehler zu vermeiden.

3. Es ist unsere Aufgabe, möglichst viele Fehler zu vermeiden.

4. Keine Theorie ist frei von Fehlern.

5. Nur wenn wir unsere Fehler zugeben, können wir von ihnen lernen.

6. Wir brauchen andere Menschen zur Entdeckung und Korrektur unserer Fehler. Selbstkritik muss notwendig durch Fremdkritik ergänzt werden.

7. Kritik sollte rational und spezifisch sein, d.h. weitgehend unpersönlich. Sie dient einzig der Wahrheitsfindung.

Mit dieser ethischen Haltung wäre ein Nährboden für eine umfassende therapeutische Zusammenarbeit angelegt, dessen Ziel der individuellen Gesundheit als fortwährend rhythmischer Prozess als Gemeinsamkeit praktischen Handelns zugrunde läge. In diesem Geist möge die Gegenwart unsere Zukunft befruchten.

Wissenschaftliches Universitätsstudium? Schein und Sein (2015)

Die deutsche Hochschulmedizin fühlt sich durch private Ausbilder aus anderen Ländern, die Standorte in Deutschland eröffnen, bedroht. Da die kalkulierten Kosten für die Ausbildung zum Arzt deutlich unter den deutschen Richtsätzen liegen, wird ihnen relativ pauschal zu wenig Nachhaltigkeit bezüglich der Forschung und Lehre unterstellt. Doch der Spreißel beim anderen ist, wie das Sprichwort verrät, leichter zu sehen als das Brett vor dem eigenen Kopf. Könnte es nicht sein, dass die tradierten Ressourcen in Deutschland in einem Sumpf veralteter Pfründe versickern und der Schein einer hoch entwickelten wissenschaftlichen Ausbildung mehr Wunsch als Sein ist?

Das Dilemma beginnt bei der Frage, welche Art von Wissenschaft der Medizin angemessen ist. Die Naturwissenschaften haben zweifelsohne ihre Bedeutung, sie verwenden jedoch zur Beschreibung Modelle, die lebendige Prozesse nicht adäquat abbilden. So sind die Gesetze der Optik am Auge zwar demonstrierbar, sie führen jedoch nicht zu einem Verständnis des Sehens – im Gegenteil, sie suggerieren die Projektion eines verkleinerten Abbilds an der Fovea centralis. Unser optischer Eindruck entsteht jedoch erst durch eine pausenlose Bewegung des Auges; Ein starres Abbild existiert nicht. Im momentanen Medizinstudium werden die Naturwissenschaften ohne Klarstellung ihrer Berechtigung und Grenzen zumeist auf Schulniveau gelehrt, weil sie im Gegenstandskatalog des ersten Staatsexamens verankert sind. Doch zurück zur Wissenschaftsfrage: manche Methoden der Geisteswissenschaft spielen in der Medizin eine wichtige Rolle, so z.B. bei ethischen Betrachtungen. Doch weder klare Anleitungen zu einer Methodik noch eine wissenschaftstheoretische Reflektion finden während des Medizinstudiums statt. Der Begriff Geisteswissenschaft steht bei vielen für Mangel an naturwissenschaftlichen Standards und deutet auf ‚alternatives' im Sinne von anrüchigem Denken hin. Bleibt der nicht ausgearbeitete Begriff der Lebenswissenschaften (Life sciences). Doch wie sich darin die Medizin platziert, auf welchen wissenschaftlichen Grundlagen die Modelle entwickelt werden und wie weit sie realitätstauglich sind, wird weder unter den Hochschullehrern noch in der Lehre diskutiert. Zu einer wissenschaftlichen Ausbildung gehört aber gerade diese Reflektion. Man muss also klar konstatieren, dass die ärztliche Ausbildung in Deutschland in Bezug auf die Wissenschaftlichkeit mangelhaft ist. Dieser Mangel wird jedoch gerade nicht durch die Empfehlungen des Wissenschaftsrates behoben, mehr Forschung in das Studium zu integrieren – sie erhöhen höchstens noch weiter die Studienkosten. Viel wichtiger wäre eine fundierte Methodenkritik zu vermitteln, auf deren Basis Studenten und junge Ärzte vermeintliches Wissen und neue Ergebnisse adäquat einordnen können.

Die medizinische Lehrmeinung hat an den Hochschulen seit deren Gründungen Tradition. Es ist in der Regel kein Wissen, sondern eine Meinung. Diese wird durch ein starres hierarchisches System aufrecht gehalten. Die von

Popper bereits vor über 30 Jahren geforderte Aufgabe von Autoritäten für eine zeitgemäße Wissenschaft (1) ist nicht einmal in Ansätzen zu erkennen. Autoritäten verhindern jedoch den Weg zu echtem Wissen, weil sie ihre Meinungen militant vertreten und eine Falsifizierung der Modelle nicht zulassen. Dahingehend ist dann auch die an den Universitäten durchgeführte Forschung zu oft nicht mehr auf Wissen, sondern auf Bestätigung ausgerichtet. Wissen und Meinungen vermischen sich auch in den Lehrbüchern ohne klare Kennzeichnung: auf dieser Basis werden die jungen Studenten unterrichtet. Vereinbarungen (Leitlinien, Empfehlungen) werden häufig den Studenten als anzuwendende Tatsachen und Wahrheiten vermittelt; der zu diesen Vereinbarungen nötige gedankliche wissenschaftliche Hintergrund bleibt unerwähnt. Es wirkt eher wie eine Kaderschmiede als wie eine offene wissenschaftliche Ausbildung, die an einem Fortschritt interessiert ist.

Betrachtet man den Ruf nach beibehalten einer wissenschaftlich orientierten medizinischen Ausbildung unter den genannten Aspekten, dann muss man leider feststellen, dass es mit der Wissenschaftlichkeit der Ausbildung doch sehr im Argen ist. Wenn die Wissenschaft also gar nicht direkt in die Ausbildung transferiert wird, warum muss sie dann von den Ausbildern durchgeführt werden? In anderen Ländern (z.B. England) gibt es den auf die Lehre spezialisierten Hochschuldozenten ohne dass die Qualität der Lehre darunter leidet. In Deutschland wehrt man sich gegen Lehr-Professoren, anstatt das Potential für Qualität aufzugreifen und zu nutzen: so braucht man als Mischprodukt viele forschende Lehrärzte, die eine Verteuerung der medizinischen Ausbildung bedeuten.

Dies spricht nicht gegen die Notwendigkeit medizinischer Forschung und ihre staatliche Unterstützung, doch Forschung und Lehre in einen Topf zu werfen ist möglicher weise nicht mehr zeitgemäß.

(1) Popper K. Wissenschaft als Wahrheitssuche. In: Hausner A (ed.): Denkanstöße 2004. München: Piper 2003; 10-25.

Paradigmenwechsel zum Nachdenken: Krankheit als Luxus (2016)

Wir leben in einer Zeit, in der Krankenkassen zu Gesundheitskassen mutieren und Ärztinnen und Ärzte mehr und mehr als Begleiter der Gesunden fungieren. Hat der Krankheit das letzte Stündlein geschlagen, oder verstehen wir sie nicht mehr richtig? Gibt es vielleicht auch etwas Positives an der Krankheit? Ausgehend von zwei Szenarien, die unser heutiges Verständnis weitgehend beherrschen, soll kontrastierend ein neuer Krankheitswert dargestellt werden.

Szenario 1:

Alles ist auf die Arbeitnehmer abgestimmt; sie werden optimal eingesetzt, gefördert und unterstützt. Ihr spezielles Profil wird in den Arbeitsablauf integriert und alles so modifiziert, dass sie sich wohl fühlen und optimal entfalten können. Aber sie werden auch in ihrer jeweiligen Individualität benötigt – man kann sie durch ihre spezielle Integration nicht einfach ersetzen. Die größte Sorge ist also, dass sie gesund bleiben um ihren Aufgaben in dem Zeitfenster nachkommen zu können, dass für sie vorbereitet ist. Sie dürfen in dieser Zeit dann nicht krank werden.

Szenario 2:

Man versucht alles für die Gesundheit und gegen die Krankheit zu aktivieren: direkt nach der Geburt werden

Screeningtests und vorbeugende Maßnahmen, z.B. weitgefächerte Impfungen, durchgeführt. Das laufende Erheben vitaler Parameter soll die gesunde Entwicklung dokumentieren; Tendenzen zu einem Abweichen aus der Norm sollen frühzeitig erkannt werden und noch vor der Entstehung einer Erkrankung wieder normalisiert werden. Die Gesundheit des Einzelnen ist oberste Priorität.

Was ist Luxus? Dieser Frage geht Lambert Wiesing in einem kürzlich erschienenen Buch (Lambert Wiesing: *Luxus*. Berlin: Suhrkamp 2015) nach und kommt zu folgender überzeugenden Ansicht: Luxus ist ein Phänomen, bei dem jemand durch eine bestimmte Sache eine ästhetische Erfahrung machen kann. Es ist die Art und Weise wie jemand eine Sache erlebt, die das Erleben dann als Luxus erfahren und beschreiben lässt. Luxus ist unabhängig vom Materiellen eine Handlung, die dem vernünftigen Menschen erlaubt Unvernünftiges zu tun.

Der vernünftige Mensch will gesund sein; sein sittlich anspruchsvolles Handeln sollte deshalb so ausgerichtet sein, dass er alle Situationen die Krankheit erzeugen könnte meiden sollte. Auf der anderen Seite kann er gar nicht so leben, dass er alles vermeidet. Er ist also in einem Zwiespalt. Die Gesellschaft hilft mit einer sehr problematischen Lösung: sie entwickelt (immer wieder neu) einen Katalog von akzeptierten und nicht akzeptierten Verhaltensweisen und versucht so den vernünftigen Menschen unmündig zu machen. Das hilft ihm zwar im momentanen alltäglichen Handeln, widerspricht aber seiner Vernunft, die eine Mündigkeit im Sinne von Handlungsfreiheit verlangt.

Was ist Krankheit? Diese Frage soll hier im Sinn einer ästhetischen Erfahrung des Lebens als ‚im besten Fall Luxus' beantwortet werden. Es geht darum, wie Krankheit erlebt werden darf. Dies setzt voraus, dass Gesundheit als ‚spießige Norm' etabliert ist, die Krankheit somit als unvernünftig entwertet wird. So entstehen Handelsgüter mit wirtschaftlichen Ansprüchen. Doch der Kranke bricht gerade hier aus dem Ablauf aus: die Krankheit erlaubt ihm, dass er kurzfristig nicht vernünftig sein muss, dass er damit in den Luxus kommt gegen die Norm verstoßen zu dürfen. Die Krankheit besitzt Dadaistische Züge und entzieht sich damit der ärztlichen Beschreibung – sie lässt sich nicht normieren, sondern ist streng individuell und damit frei. Krankheit wird hier nicht auf eine Diagnose reduziert sondern als Erfahrung charakterisiert – ein luxuriöser Zustand der die Vernunft nicht erzwingt sondern sie erleben lässt.

Eine Gesellschaft, bei der das Leben auf Gesundheit reduziert wird, schafft insbesondere chronische Krankheiten – nur so können die Menschen ihre Lebendigkeit noch erfahren und den letzten Zipfel des Luxus ‚Leben' ohne den Zwang erhaschen, vernünftig sein zu müssen. Doch auch diese Freiheit wird gefährdet: die chronische Krankheit wird standardisiert und normiert, Krankheit wird auf Begriffe, Pathomechanismen und Statistiken reduziert. Allein der Kranke behält den Luxus der ästhetischen Erfahrung des Lebens. Die Krankheit bietet in diesem Moment eine lebenswichtige ‚Krise'. Warum helfen wir dem Kranken nicht dabei, diesen Luxus zu genießen? So relativiert sich die absolut gestellte Bedeutung von

Krankheit und Gesundheit – eine Einsicht, die man bereits bei Petrarca finden kann (Francesco Petrarca: *De remediis utriusque fortunae.* Cremona: Caesar Parmensus 1492). Der Luxus der Unvernunft erzeugt Krankheit und dokumentiert gleichzeitig die individuelle Freiheit, dieser Krankheit entgegentreten zu können. Keine andere Situation kann uns eine ähnliche Chance bieten. Genießen wir deshalb die Krankheit als Luxus und verstecken sie nicht schamvoll hinter der spießigen Gesundheit. Vielleicht brauchen wir alle eine solche Krankheit dann tatsächlich seltener und werden ‚gesünder' ... oder die spießige Norm wird entlarvt und fällt zu Gunsten einer ästhetischen Freiheit. Diese hatte immerhin auch schon Arztkollege Schiller im Visier (Friedrich Schiller: *über die ästhetische Erziehung des Menschen. 27 Briefe.* Tübingen: Cotta 1795).

Die Wissenschaft als Methode der Erkenntnis wird von ihren führenden Vertretern als politisches Instrument missbraucht (2017)

Die Hüllen sind gefallen: einigen (vielen?) Vertretern der Wissenschaft (insbesondere den Tonangebern der Wissenschaftsbereiche, die ökonomische, wirtschaftliche und politische Aspekte berühren) geht es nicht mehr um die reine Erkenntnis, sondern um die Macht ihrer Weltanschauung. Menschen wollen am 22. April 2017 weltweit auf die Straße gehen und dafür demonstrieren, dass wissenschaftliche Fakten als Grundlage des gesellschaftlichen Diskurses nicht verhandelbar sind. In einem Anschreiben an die Mitglieder der Anatomischen Gesellschaft wird spekuliert, der Postfaktizismus bedrohe die Wissenschaft in ihrem Kern. „Wenn die Erkenntnisse von Forschung und Wissenschaft nur noch als eine mögliche Meinung von vielen dargestellt werden, verlieren sie ihre Bedeutung; letztlich wird so der Wissenschaft ihre Existenzberechtigung entzogen." Wenn die Lenker der wissenschaftlichen Gesellschaften und Vereinigungen sich tatsächlich so positionieren, dann zeigen sie in meinen Augen damit, dass sie nichts von Wissenschaft im Allgemeinen halten und nur auf ihre private Macht und Position aus sind. Diese Existenzberechtigung darf jedoch tatsächlich hinterfragt werden; es ist allerdings nicht eine Frage nach der Wissenschaft, sondern nach der Wirkung ihrer Interpretation. Die Präsenz eines solchen Protestmarsches in den Medien soll die Meinungen der Wissenschaftler als höherwertig herausstellen, denn wirkliche wissenschaftliche Fakten wird man dabei vergeblich suchen.

Die ersten Aussagen, die im offiziellen Aufruf dieser Bewegung formuliert werden, haben sicherlich Gültigkeit: „Kritisches Denken und fundiertes Urteilen setzt voraus, dass es verlässliche Kriterien gibt, die es erlauben, die Wertigkeit von Informationen einzuordnen. Die gründliche Erforschung unserer Welt und die anschließende Einordnung der Erkenntnisse, die dabei gewonnen werden, ist die Aufgabe von Wissenschaft." Dann wird der Begriff ‚wissenschaftlich erwiesene Tatsachen' eingeführt, und hier fängt mein Bauchgefühl an heftig zu rumoren. Als Wissenschaftler weiß ich doch genau, dass ich auch meinen eigenen Ergebnissen und Schlüssen nicht vollständig trauen kann. Komme ich an die basalen Grundsteine der logischen Schlüsse, dann geht die Wissenschaft von Aussagen aus, die nicht beweisbar sind, d.h. eine Meinung darstellen. Kaum ein Wissenschaftler macht sich heute allerdings die Mühe, seine basalen Grundsteine aufzusuchen. Er verlässt sich auf die Vorgänger oder auf Kollegen mit Überblick, mit dem Hinweis, dass das Feld unüberschaubar groß geworden ist. Das mag für viele Details gelten, doch diese sind nahezu alle in dem Geflecht von Prämissen und Vorbedingungen verstrickt, sodass sie für diese Herangehensweise sowieso nicht in Frage kommen.

Wissenschaft ist in meinen Augen eine Methode, kein Inhalt. Eine wissenschaftlich erwiesene Tatsache bedeutet, dass eine Meinung mit der Methodik der Wissenschaft (im Engeren mit einer Gedankenkette die auf den Prinzipien der klassischen Logik basiert) fundiert werden kann. Die Meinung wird damit nicht zu einer zeitlosen Tatsache im Sinne einer nicht mehr hinterfragbaren Wahrheit. Genau dieses Problem hat die Reflektion über die Wissenschaft ja bereits selbst erkannt und deshalb die Methode der Falsifizierung über die der Verifizierung gestellt.

Die wissenschaftliche Meinung war schon immer eine von mehreren verschiedenen Meinungen. Ob diese Meinung wichtiger als eine andere ist muss im jeweiligen Kontext geprüft werden. Die Medizin zeigt diese Kontextabhängigkeit ganz besonders: man denke an den sogenannten Placeboeffekt, der ja nur unter ganz bestimmten Prämissen als solcher überhaupt formuliert werden kann. In einem Menschenbild das von interferierenden Schwingungen ausgeht gibt es keinen Placeboeffekt, weil es kein Placebo gibt.

Gehöre ich zu einer Gruppe, die einen gewissen Einfluss auf andere Menschen ausübt, dann möchte ich diesen Einfluss nur ungerne verlieren, im Idealfall ihn sogar weiter ausbauen. Eine solche Stabilisierung hat aber nichts mit Wissenschaft zu tun, sondern damit, wie ich meine Meinung in einem bestehenden System für mich gewinnbringend behaupten kann. Das System Wissenschaftsinstitutionen betreibt dies auf eine sehr geschickte, aber unehrliche Weise: es gibt vor, durch die wissenschaftliche Methode wertvollere Meinungen zu generieren (teilweise wird auch der Begriff objektiv dabei genannt). Gleichzeitig wird die Zugehörigkeit zu einer Gruppe als Qualitätssiegel vermarktet und damit die Meinung der Mitglieder (die sich in großen Bereichen decken sollte) gegenseitig gestärkt. Der Aufbau einer solchen wissenschaftlichen Gruppierung unterscheidet sich nicht von religiösen oder anderen Gruppierungen. Warum sollte die wissenschaftliche Meinung, die Erkenntnis genannt wird, von einer solchen Gruppe mehr Geltung haben? Weil sie die momentane Wirtschaft unterstützt? Weil sie (pseudo)-objektiv genannt wird?

Einige (viele?) Menschen im frühen 21. Jahrhundert haben erkannt, dass die wissenschaftliche Methode wichtig ist, um eine Grundlage für bewusst reflektiertes Denken zu generieren. Manche Menschen erweitern die wissenschaftliche Methode auch für Fühlen (Wahrnehmen) und Wollen (Handeln). Den Wert dieser Methode kann man nicht mehr leugnen – was man jedoch kritisieren darf und muss, ist der Umgang mit dieser Methode. Wenn ausgehend von der wissenschaftlichen Methode Ergebnisse als unumstößliche Fakten machtpolitisch benutzt werden (unabhängig von der ethischen Bewertung der Handlung), so verstößt das gegen die grundsätzlich notwendige demutsvolle Haltung gegenüber den wissenschaftlich reflektierten Inhalten. Hier geht es nicht um Demokratie, sondern um eine nur individuell entwickelbare Position. Deshalb mein Wunsch: keine politischen Aktionen im Namen der allgemeinen Wissenschaft.

Die Notwendigkeit des Künstlerischen in der heutigen Medizin (nach einer Anregung Nietzsches) (2018)

Wie oft hört man von älteren Kollegen sie seien froh nicht noch einmal studieren zu müssen: der Wissensumfang sei so groß geworden, dass sie sich das Aneignen desselben nicht mehr recht zutrauen. Die medizinischen Wissenschaften haben in den letzten hundert Jahren eine Explosion von Detail-Daten gezündet, die eine nichtmehr beherrschbare Anzahl an Publikationen hervorbringt. Was geschieht mit all den Beobachtungen? Sie werden zunächst von Fachkollegen bewertet (und kritisiert), werden dann nach politischen Gesichtspunkten in verschiedenen Zeitschriften publiziert (das Buhlen um neue Publikationen in der Welt der virtuellen Zeitschriften ist kaum auszuhalten) und stehen schließlich der Menschheit zur Verfügung. Besonders stolz sind die medizinischen Wissenschaften auf ihre Qualitätssicherungen, die sich zu großen Teilen im mathematisch-statistischen Rahmen abspielen, und auf die immer noch hochgehaltene Objektivität der Ergebnisse (wider besseren Wissens, dass es eine solche Objektivität nicht gibt).

Nietzsche hat 1874 einen weithin beachteten Aufsatz mit dem Titel ‚Vom Nutzen und Nachteil der Historie für das Leben' verfasst, in dem er die Bedeutung der Geschichtswissenschaft kritisiert. Er bearbeitet dabei exemplarisch Aspekte der Wissenschaftstheorie in ihrem anthropologischen Kontext. Da diese Aspekte im Verständnis der heutigen Medizin eine Schlüsselrolle einnehmen, erscheint es gerechtfertigt, die Ausführungen Nietzsches auf die Medizin zu beziehen und damit 143 Jahre nach Erscheinen der Schrift ihre Aktualität in diesem Bereich zu dokumentieren. Nicht berührt werden in der vorliegenden Arbeit die vielen Aussagen Nietzsches zur Medizin, zur Gesundheit und Krankheit, und zum Arzt. Sie stehen in einem eigenen philosophischen Kontext, der bereits mehrfach wissenschaftlich bearbeitet wurde.

Schon die ersten Ausführungen über die basale Haltung des Unhistorischen bietet eine wichtige Analogie zum nicht-medizinischen Leben des Menschen. Unabhängig von den Begriffen Gesundheit und Krankheit erleben wir zunächst unser individuelles Sein in einem Kontext ohne Interpretationen. ‚Ich lebe' ist dabei eine Aussage der Gegenwart, ‚ich bin krank' oder ‚ich bin gesund' eine Interpretation aus unserer erlebten Vergangenheit. Wie weit soll diese Basis von der Medizin infiltriert werden? Es bestehen Tendenzen das ohne medizinische Aspekte sich entwickelnde Leben zu pathologisieren und damit der Medizin einen (zu großen?) Einfluss zu geben – die Expansion in den Bereichen der Prophylaxe und der vorbeugenden Manipulation stehen dabei an erster Stelle. Nietzsche beschreibt es als spezifisches Wesen des Menschen, die entsprechenden Fähigkeiten zu entwickeln (d.h. ein entsprechendes Gedankengebäude wie die Medizin zu etablieren), er gibt jedoch gleichzeitig zu bedenken, dass die verschiedenen Grundansätze dieser Fähigkeiten sinnvoll kombiniert werden müssen, da sonst das eigentliche Ziel, die handlungsfähige menschliche Existenz, in Gefahr gerate zugrunde zu gehen. Bei den Grundansätzen unterscheidet Nietzsche drei: die monumentalische, die antiquarische und die kritische. Welche Bedeutung haben diese drei Richtungen in der Medizin?

1. die monumentalische Medizin

In Analogie zu Nietzsche ermutigt diese Richtung den einzelnen Menschen in seiner medizinischen Rolle zu schöpferischen Taten, indem sie die therapeutischen Möglichkeiten aufzeigt und ihre Wirkungen (Effekte) prognostiziert. Durch eine Reduktion auf bestimmte Aspekte wird es dadurch möglich, bestimmte Vorgänge (Symptome und Syndrome) zu einer Diagnose zusammenzufassen und daraus Handlungsanweisungen zu generieren. Tatsächlich basieren fast alle Bereiche der Hochschulmedizin auf dieser Richtung: das diagnostizieren steht zunächst im Vordergrund (das Sortieren von Wichtig und Unwichtig), spätestens mit der Diagnose kommt dann ein vorgefertigtes Therapiekonzept, das günstigen falls auf die aktuelle individuelle Situation angepasst wird. Die Gefahr ist dabei in die Nähe der Fiktion und Mythologie zu geraten. Diese Richtung reizt, so Nietzsche, „den Mutigen zur Verwegenheit, den Begeisterten zum Fanatismus". Weiterhin können ‚schwache' Menschen diese Art von Medizin so verdrehen, dass der eigentlich schöpferische Therapieansatz zu einem starren Folgen von Leitlinien degeneriert. Es wird damit suggeriert, dass das therapeutische Handeln zu einem Ende seiner Entwicklung gekommen sei; Zyniker folgern dann, dass die Gegenwart in ihrer Vollkommenheit keine Zukunft mehr braucht. Insofern wird die Weiterentwicklung blockiert.

2. die antiquarische Medizin

In dieser Richtung steht das Bewahren und Verehren im Vordergrund; durch einen bestehenden Kanon an Wissen wird Zufriedenheit und Stabilität geschaffen. Das eigene Handeln (im diagnostizieren und therapieren) kann so gerechtfertigt werden, insbesondere auch Eigenheiten im jeweiligen Arbeitsumfeld. Die Kehrseite dabei wird jedoch schnell offensichtlich: bei einer ausschließlichen antiquarischen Haltung gilt es nur noch die bereits vorgefertigten Modelle und Handlungen zu bewahren; es werden keine neuen Ideen zugelassen. Durch das pausenlose Aufnehmen von ‚oberflächlichem', d.h. fremdgedachtem Wissen, Publikationen und Anweisungen, fehlt die Zeit und Fähigkeit des Bildens eigener Zusammenhänge. Das fatale Ende dieser Spirale sind eine Unzahl von Spezialisten, die in Nietzsches Augen ‚wandelnde Enzyklopädien' geworden sind und damit die Realität des Patienten nicht mehr erkennen. So können sie wunderbar diagnostizieren und kritisieren, können aber keinen wirklich anwendbaren Entschluss fassen.

3. die kritische Medizin

Für diesen dritten Zweig der Medizin steht der Leidende und Bedürftige im Zentrum, der nicht unter den Prämissen einer vorgefertigten Medizin (einer endlichen Zahl von Diagnosen mit entsprechenden Therapien) eingeordnet wird, sondern für den (teilweise ‚aus dem Bauch heraus') ein individueller Ansatz zur Bewältigung seiner Probleme entwickelt wird, der keine vorschnelle Gewichtung von Symptomen vornimmt um eine vorbestimmte Diagnose zu bestätigen. Doch auch dieser Ansatz ist nicht ungefährlich: nimmt man zu viele bekannte Aspekte der Medizin nicht ernst, dann kann leicht das Leben in Gefahr geraten. Nietzsche unterscheidet die gesunde kritische Haltung von einer wissenschaftlich kritischen Haltung; letztere versucht allgemeine Gesetzte zu definieren, die Nietzsche in diesem Zusammenhang jedoch als künstlich und unbrauchbar erkennt. In der heutigen Medizin sind das viele Aussagen in den Lehrbüchern und in der Fachliteratur. Die gesunde kritische Medizin versucht die medizinischen Konzepte (nicht nur eines, sondern zunächst wertfrei möglichst viele der bestehenden Ideen) zu verstehen, um dann ein individuelles in die Zukunft gerichtetes Handeln daraus abzuleiten, was die Wahrnehmung der Gegenwart (des leidenden Patienten) nicht vernachlässigt. Dies ist ein durch und durch künstlerischer Ansatz, der als solcher geübt werden muss.

Zunächst wird sich die Mehrheit der Leser als kritische Geister einstufen und ausrufen: aber genau _so_ betreiben wir doch die Medizin: wir beachten unseren Patienten, hören ihm zu, wägen bei der Diagnostik ab, entwickeln individuelle Therapiepläne. Zweifelsohne sind die kritischen Aspekte in unserer heutigen Medizin anwesend – doch, welchen Stellenwert haben sie? Dominieren sie, oder machen sie nur einen kleinen Teil aus?

Wer hat sich zum Beispiel schon einmal ernsthaft Gedanken darüber gemacht, ob es die eine oder andere Diagnose wirklich gibt oder ob eine neue oder modifizierte Diagnose eingeführt werden sollte? Irgendetwas Brauchbares wird man in den Diagnosekatalogen schon finden; da haben sich doch viele schlaue Leute den Kopf wundgedacht (antiquarisches Denken, wenn man nichts ändern will; monumentalisches Denken, wenn man nur dem Spezialisten glaubt). Wer versucht zunächst unvoreingenommen dem Patienten zu begegnen? Der Wunsch mag bestehen, allein die wirtschaftliche Situation in Form der zeitlichen Begrenzung verbietet es (und das selbst im Krankenhaus, wo man doch als Patient den ganzen Tag abrufbar ist). Wer kennt denn mehrere medizinische Konzepte und versucht diese wirklich kritisch zu durchdringen? Meistens werden alternative Konzepte genauso gedankenlos im antiquarischen oder monumentalistischen Sinn rezipiert und angewendet – man fühlt sich dann mehr auf der Welle der Zeit, aber das bei Nietzsche geforderte Künstlerische ist dadurch noch nicht angewendet.

Die Medizin krankt, doch wie kommt sie zu ihrer künstlerischen Gesundung? Hierzu gibt Nietzsche Andeutungen was man vermeiden sollte:

Abstumpfung. Durch Überladung mit Fakten und Details kann man jeden jungen (und alten) Menschen in die antiquarisch motivierte Faktenbulimie treiben, die neben dem ‚Augen zu und durch'-Verhalten auch das ‚nach der Prüfung bereits vergessen' Syndrom fördert.

Subjekte des akademischen Arbeitsmarktes. Wo sind die gereiften Persönlichkeiten, die sich über ihren

Tellerrand trauen? Wenn man immer nur zu einem Spezialisten weitergereicht wird (als Student, als Arzt, als Patient), dann wird die große Realität zu schmalen Teilen zerschnitten, die getrennt davonfliegen. Medizin wird ein reiner Wirtschaftssektor.

Popularisierung. Es ist zwar wichtig und schön, wenn der Patient nachvollziehen kann, was der Arzt denkt, aber er kann es eben gar nicht; sonst hätte der Arzt gar keine Ausbildung nötig. Die Popularisierung schafft nur eine andere Ebene der Faktenbulimie – diesmal für den Patienten.

Wenn man die Zukunft gestalten will, muss man einen Teil der Vergangenheit vergessen, nämlich den, der uns die Gegenwart als Ziel suggeriert. In der Medizin gibt es für diese künstlerische Neugestaltung Namen, z.B. Paracelsus oder Viktor von Weizsäcker. Ihre Methoden sollten mehr Gewicht in der Ausbildung bekommen, um eine neue Generation von künstlerisch tätigen Ärzten in ihrem Metier zu formen.

Wann ist man in der Rolle des Wissenschaftlers*? (2020)

Ein Wissenschaftler ist jeder Mensch, der die wissenschaftliche Methodik anwendet. Es gibt Berufe, in denen die wissenschaftliche Methodik eine wichtige Rolle spielt und proportional häufiger eingesetzt wird als in anderen Berufen; es gibt jedoch keinen Beruf, der ausschließlich die wissenschaftliche Methode verwendet. Insofern kann es eigentlich nicht den Beruf des Wissenschaftlers geben; dennoch wird der höherstehende Beruf an Forschungseinrichtungen als solcher genannt.

In der heutigen ‚postfaktischen Zeit' stehen die Berufs-Wissenschaftler bewusster als früher vor einem Dilemma, das von Y.N. Harari treffend formuliert wurde: „Dienen sie der Macht oder der Wahrheit? Sollten sie danach streben, die Menschen zu vereinen, indem sie sicherstellten, dass alle an dieselbe Geschichte glaubten, oder sollten sie ihnen die Wahrheit sagen, auch um den Preis von Uneinigkeit?" (Harari, 21 Lektionen, S.374) Im Rahmen der wissenschaftlichen Methodik gibt es dieses Dilemma nicht, denn in der Forschung darf es nur um Wahrheit gehen. Im Rahmen der Interpretation, Vermittlung und Übertragung der Forschung wechselt der Berufs-Wissenschaftler jedoch seine Rolle und schlüpft entweder in die Rolle des Erzählers (Dozenten) oder des Machthabers (Politikers).

Wenn die Kernaufgabe eines Berufs-Wissenschaftlers die Wahrheit sein soll, so müssen bestimmte Rahmenbedingungen geschaffen werden, damit diese Tätigkeit möglichst optimal ausgeübt werden kann. Auch hierfür spricht Harari die essentielle Bedingung an: „Doch wenn man sich eingehend mit einem Thema befassen will, braucht man viel Zeit, und vor allem braucht man das Privileg, Zeit verschwenden zu können. Man muss mit unproduktiven Wegen experimentieren, Sackgassen erkunden, Raum für Zweifel und Langeweile schaffen und zulassen, dass kleine Samen der Erkenntnis nur langsam gedeihen und blühen. Wer es sich nicht leisten kann, Zeit zu verschwenden, der wird die Wahrheit niemals finden." (Harari, 21 Lektionen, S.342f.)

Leider zeigt die Realität, dass sich die Wissenschaft als Machtimperium konstituiert hat, die innerhalb ihrer eigenen Reihen bereits die eigentliche wissenschaftliche Methodik (oftmals unbewusst) verlässt um als Meinungsbildner und Wirtschaftsunternehmen gesellschaftliche Macht zu leben. Ein solcher Wissenschaftsbetrieb verfehlt damit jedoch sein Ziel und damit auch seine Glaubwürdigkeit. Dabei gäbe es zwei relativ einfache Maßnahmen, die es dem Wissenschaftler sehr viel leichter machen würden bei seiner Kernaufgabe der Anwendung wissenschaftlicher Methodik zu bleiben: eine wäre die Abschaffung der Hierarchien innerhalb des Wissenschaftsbetriebes, die andere eine ausreichende Absicherung der Wissenschaftler mit den benötigten Ressourcen.

Hierarchien. Würde ich es nicht laufend selbst erleben, ich würde nicht glauben, dass die Hierarchie in

Deutschland im Bereich der Wissenschaftsbetriebe derart ausgeprägt ist. Vielleicht ist das insbesondere im medizinischen Sektor noch weit verbreitet, da hier der wissenschaftliche Anspruch eng mit ärztlich-klinischer Tätigkeit verknüpft ist. Verantwortung und Erfahrung gliedert sich meistens nach dem alten Schema: Chefarzt – Oberarzt – Stationsarzt (Facharzt) – Assistenzarzt, das nicht nur inhaltlich sondern auch wirtschaftlich etabliert ist. Doch auch in ‚reineren' Forschungseinrichtungen fühlt sich die meinungsbildende Leitung als etwas Besseres. Sie erkennt dabei oft nicht, dass sie gar nicht mehr in der Rolle des forschenden Wissenschaftlers agiert, sondern als Erzähler oder Machthaber; Rollen, für die in den seltensten Fällen eine professionelle Ausbildung durchlaufen wurde. Vielfalt und damit verbunden Ungleichheit wird einer Profilbildung und der Zucht stromlinienförmiger Retorten-Wissenschaftler geopfert. Eine Institution wird so mächtig, aber nicht weise.

Ressourcen. Die Hierarchie wird durch eine demonstrierte Ressourcen-Begrenzung gefördert. Wer seine eigenen Ressourcen über Anträge einwerben muss, kann keine Wissenschaft als Wahrheitsfindung betreiben. Die meisten Berufs-Wissenschaftler jammern, zu viel Zeit mit dem beantragen von Geldern zu verbringen; wäre es nicht in Zeiten der weltweiten Kollaboration an der Zeit, die vorhandenen Ressourcen so einzusetzen, dass sie der wissenschaftlichen Methode dienen und nicht der Macht einzelner Berufs-Wissenschaftler? Würde ich nicht laufend sehen, wie viele Ressourcen verschwendet werden, nur weil sie ein Ausdruck an Macht darstellen, ich würde es nicht glauben.

Harari gibt dem Berufs-Wissenschaftler noch eine zweite Aufgabe neben der Anwendung wissenschaftlicher Methodik: „Natürlich ist es äußerst wichtig, weiter akademische Forschung zu betreiben und die Ergebnisse in wissenschaftlichen Zeitschriften, die lediglich ein paar Fachleute lesen, zu veröffentlichen. Aber gleichermaßen wichtig ist es, die neuesten wissenschaftlichen Theorien einem allgemeinen Publikum zu vermitteln, durch populäre Wissenschaftsbücher und sogar durch die gekonnte Verwendung von Kunst und Fiktion." (Harari, 21 Lektionen, S.378) Neben der Gewinnung von ‚wahren' Informationen mit Hilfe der wissenschaftlichen Methode müssen diese Informationen auch im Sinn einer synthetischen Leistung in ein Denk-Modell integriert und so dargestellt werden, dass andere diese Informationen reproduzieren bzw. verstehen können. Maßstab bei der Präsentation innerhalb des Wissensbetriebes sollte dabei lediglich die Qualität der angewendeten Methoden sein. Tatsächlich ist jedoch gerade hier ein ausgeprägtes Machtspiel zu sehen: wer darf wo publizieren, welche Informationen werden als wichtig eingestuft, welche als belanglos abgelehnt. Neben der Qualität der Methodik spielt aber auch die Qualität der Präsentation eine wichtige Rolle. Die gleichen Ergebnisse können langweilig oder spannend dargestellt werden; allerdings werden diese literarischen Dimensionen (noch) nicht professionell vermittelt und geübt. Nicht zuletzt verstand sich die Wissenschaft mehr als nüchterne ‚Datenwahrheit' und weniger als Kommunikationsorgan.

* Wissenschaftler als sächliche Bezeichnung meint alle Geschlechter, auch wenn der deutsche Sprachgebrauch einen männlichen Artikel diesem Wort vorgibt. Auch die anderen Berufe/ Rollen sind im Sinne aller Geschlechter gemeint.

Georg Simon Ohm: Persönlichkeit und Charakter (2017)

Auf Anregung meines Vaters

Biografien berühmter Wissenschaftler stehen leicht unter dem Einfluss der bedeutenden wissenschaftlichen Beobachtungen und werden aus der Bewunderung der nachhaltigen Scharfsicht und Kreativität häufig euphorisch geschönt. Dabei kann leicht die eigentliche Person mit ihrem spezifischen Charakter und Verhalten verloren gehen.

Für Georg Simon Ohm (1789-1854) wurde eine persönlichkeitsorientierte biografische Darstellung bereits mehrfach angegangen. Erstmals veröffentlichte Ludwig Hartmann 1927 eine umfangreiche Sammlung von Briefen, Urkunden und Dokumenten: ‚Besser als eine fremde Feder gibt uns darum dieser briefliche Verkehr ein vollständiges, abgerundetes Bild von Ohms Persönlichkeit' (Hartmann, S.7). Schon wenige Jahre später folgte aus dem Familienkreis Ohms eine ‚erlebte' Biografie von Heinrich von Füchtbauer (1939), dessen Vorwort ebenfalls die Darstellung der Person Georg Simon Ohm als Motivation erkennen lässt: ‚Wenig weiß die Allgemeinheit über die Persönlichkeit dieses Vorkämpfers der Wissenschaft, noch weniger über den bedeutungsvollen Zusammenhang von Herkunft, Persönlichkeit, Schicksal und Leistung in seinem Leben.' (von Füchtbauer, 2. Auflage 1947, S.4). Weitere nach Lebensabschnitten zusammengestellte Originaldokumente (ohne eine zusammenhängende Interpretation) finden sich bei Peter May (1989) und Walter Füchtbauer (2002).

Alle genannten Arbeiten zeigen wichtige Einzelaspekte, deren Interpretation und Einordnung jedoch noch nicht nach wissenschaftlichen Gesichtspunkten erfolgte.

In der vorliegenden Arbeit wurde nun der Versuch unternommen, nach heutigen modernen Vorstellungen von Charakter und Persönlichkeit die historischen Originaldokumente zu befragen und die Person Georg Simon Ohm in Annäherung zu erfassen. Dabei muss man allerdings berücksichtigen, dass es viele verschiedene Theorien zur Erklärung von Charakter und Persönlichkeit gibt. Dies liegt insbesondere an drei sich stets verändernden Variablen: dem aktuellen Menschenbild, dem zugrunde gelegten Wissenschaftskonzept und der Intention des Autors bzw. dem gewünschten Geltungsbereich. Die biographisch orientierte Theorie der Persönlichkeit (nach Murray und Thomae) versucht veränderliche und konstante Verhaltensweisen in verschiedenen Situationen aufzuzeigen. Ihre Methodik fußt jedoch auf Interviews und Tests, die a posteriori nicht mehr anwendbar sind. So bleiben im historischen Kontext folgende Ansätze für eine Einordnung und Bewertung übrig: Persönlichkeit als Entwicklung (angelehnt vor allem an das Stufenmodell von Erik H. Erikson), Persönlichkeit als Zusammenwirken besonderer Eigenschaften (federführend das Big-Five-Modell, das jedoch nur im Erwachsenenalter (zwischen 30 und 55 Jahren) eine relative Konstanz zeigt) und Persönlichkeit als Zuordnung zu einem Typus (aus der Antike tradiert die Temperamentenlehre, aus der Psychoanalyse abgeleitet die Charakterbilder). Da die beiden letzteren Modelle die biographische Entwicklung nur unzureichend berücksichtigen, wurden als Gliederung für die vorliegende Interpretation die acht Stadien nach Erikson verwendet. Es basiert auf der Idee einer lebenslangen Entwicklung. Zum Abschluss wird noch kurz auf eine Betrachtung nach Typen bzw. Eigenschaften eingegangen.

Stadium 1: Vertrauen und Misstrauen

Stadium 2: Autonomie, Scham und Zweifel

Stadium 3: Initiative und Schuldgefühle

Über die ersten Lebensjahre, in denen sich die ersten drei Stadien der Persönlichkeit nach Erikson ausbilden, gibt es über Georg Simon Ohm nur wenig Quellenmaterial. Die vorhandenen Bruchstücke zeigen jedoch keine besonderen Ereignisse, die eine Fixierung der Entwicklungsschritte und damit besondere Züge der Persönlichkeit nahe legen. Er war das zweite Kind in der Familie; die ältere Tochter war bei seiner Geburt 1½ Jahre alt, sein nachfolgender Bruder wurde erst drei Jahre später geboren. Es ist anzunehmen, dass die Mutter die nötige Zeit zur Hinwendung hatte. In der Position als Zweitältester hatte er nicht das frühe Verlusterlebnis der zentralen Aufmerksamkeit eines Erstgeborenen.

Die Familie Ohm wohnte in einer kleinen Parterre-Wohnung, die aus einem dreifenstrigen Zimmer zur Straße und aus einem zweiten Zimmer zum Hof bestand, das in eine Küche und eine Kammer unterteilt war. Auf dem Hof befand sich die für zwei Arbeiter eingerichtete Schlosserwerkstatt des Vaters. Aus den Erinnerungen des Bruders Martin Ohm bekommt man einen Eindruck über die Lebensverhältnisse: „Wir Kinder holten das Nötige vom Bäcker, Metzger und Krämer ein und die Hausfrau schleppte das Wasser vom Straßenbrunnen ins Haus, ging wöchentlich zweimal auf den Markt, große Körbe mit Gemüse einzukaufen, wozu sie in der Regel zweimal gehen musste. So wie bei uns ging es wenigstens in der Hälfte aller Häuser der Stadt zu." „Gröbere Mehlspeisen (dicke Nudeln, Klöße usw.) bildeten erfreuliche Abwechslung und waren auch nicht so teuer wie das Fleisch. Im übrigen half das in der Regel sehr gute und nahrhafte Brot aus, das natürlich stets trocken (ohne Butter) gegessen wurde und sehr gut schmeckte, weil man hungrig war." (von Füchtbauer, S.66f.) Die Kinder konnten sich satt essen, im Gegensatz zu den über ihnen Wohnenden Kindern der Gesellen. Als Luxus wurde in Erlangen angesehen, wenn man bereits um fünf Uhr nachmittags die Arbeit niederlegen konnte.

Stadium 4: Werksinn und Minderwertigkeit

Die Persönlichkeitsentwicklung zwischen Schulreife und Pubertät ist durch den Wunsch der Kinder nach zuschauen und mitmachen geprägt. Auf der einen Seite steht das Gefühl, an der Welt der Erwachsenen teilnehmen zu können, auf der anderen Seite muss die Teilhabe genau dosiert werden, um weder eine Unter- noch eine Überschätzung zu erzeugen.

Für Georg Simon Ohm fallen in diese Zeit mehrere lebensprägende Ereignisse:

- der Besuch der Elementarschule. Sie dauerte vormittags von 9-11 Uhr, vier mal in der Woche auch am Nachmittag von 2-4 Uhr. Die Lehrmittel bestanden aus einer Schreibfibel und dem kleinen lutherischen Katechismus. Der Lehrer hatte drei Leistungsstufen, denen er sich abwechselnd zuwendete. Die nicht vom Lehrer angesprochenen Gruppen mussten schön schreiben, rechnen oder still in der Bibel lesen und dabei Sprüche auswendig lernen.

- die tragische Familienentwicklung. Kurz nach Beginn der Schulzeit starb 1797 die ältere Schwester, 1799 die Mutter, 1801 der jüngste Bruder.

- der väterliche Lerneifer, der sich nach dem Tod der Ehefrau ganz auf die beiden Söhne projizierte. Auf Empfehlung von Professor Klüber wurde 1800 das dreibändige Lehrbuch der Elementar-Mathematik von Thomas Bugge angeschafft, später die Schriften von Leonhard Euler (,Einleitung in die Analysis des Unendlichen' und ,Differentialrechnung'). Die ,Integralrechnung' Eulers gab es nur auf Latein. Damit der Vater die mathematische Ausbildung mit dem Sohn zusammen fortführen konnte, ließ er sich jedes Kapitel dieses aus der Bibliothek der Universität geliehenen Buches von Georg Simon schriftlich ins Deutsche übertragen. Georg Simon Ohm besuchte in dieser Zeit das Gymnasium, musste ab 1802 jedoch aus finanziellen Gründen dem jüngeren Bruder den gesamten Lehrstoff der beiden ersten Gymnasialklassen beibringen, damit dieser 1804 gleich in die vorletzte Klasse des Gymnasiums (Sekunda) aufgenommen werden konnte.

Welchen Eindruck der Besuch der Elementarschule auf Georg Simon Ohm machte ist leider durch kein Dokument belegt. Der Tod der Schwester wird auch in späteren Berichten nicht erwähnt. Der 8-Jährige war vermutlich noch so in der elterlichen Obhut mit den anderen Geschwistern eingebettet, dass das Ereignis keine tiefe Prägung hinterlassen hat. Ganz anders verankerte sich sicher zwei Jahre später der Tod der Mutter während der Geburt eines toten Kindes. Der Verlust der als fürsorglich charakterisierten Mutter und der ‚Ersatz' in Form der eher strengen Schwester des Vaters, die ganz in der Nähe in Erlangen wohnte, bewirkte in Georg Simon wahrscheinlich ein eher distanziertes Verhältnis zu Frauen. Dies wurde durch das Verhalten des Vaters unterstützt, der keine weitere Verbindung einging und eine soziale Geselligkeit als ‚verschwendete Zeit' gegenüber der Beschäftigung mit der Wissenschaft ansah. Dieser Aspekt wird im Stadium 6 der Persönlichkeitsentwicklung weiter behandelt.

Obwohl der Vater Ohm immer als guter Pädagoge beschrieben wird, der für den nötigen Ausgleich am Schreibtisch durch praktische Feldarbeit, Naturbetrachtungen und Beschäftigungen mit der Kunst sorgte, so legte er durch sein eigenes Verhalten ein Vorbild bei seinen Söhnen, das stark auf Arbeit und Leistung aufbaute. Auch von Georg Simon forderte er in der Unterweisung des Bruders eine Arbeit, die dem gesunden Tagesablauf eines 13-14jährigen Knaben entgegen steht. Eine Überschätzung der Fähigkeiten eines jungen Menschen scheint zunächst in diesem Beispiel nicht vorzuliegen: Georg Simon ist in der Wissensvermittlung erfolgreich und meistert die ihm auferlegte Anforderung; seine mathematischen Studien mit dem Vater werden von universitärer Seite gewürdigt. Für die Persönlichkeitsentwicklung fehlt aber die realistische Einschätzung im altersgerechten Kontext. Das Handeln Georg Simons ist nicht mehr ein Rollenspiel, in dem auch das Scheitern zugelassen wird, sondern es ist der ‚Ernst des Lebens'. Die immer wiederkehrende Hinwendung zur selbst definierten Arbeit, die sich als einzige Quelle der Lebensidentität in der gesamten Biographie zeigt, ist eine Folge dieser Ereignisse. Gleichzeitig wird durch die punktuelle Bestätigung von außen ein Selbstbewusstsein aufgebaut, das ebenfalls prägend in die Persönlichkeit eingreift. Wie fühlt sich wohl ein 15-jähriger Mathematik-Interessierter, wenn er von einem Universitätsprofessor zusammen mit seinem Bruder als mögliche Wiedergeburt der Brüder Bernoulli bezeichnet wird? Durch die väterliche Privaterziehung ist die Überzeugung der eigenen Fähigkeiten so groß, dass nahezu alle Widrigkeiten in der weiteren Biographie der Zielstrebigkeit keinen Abbruch leisten. Das Selbstbewusstsein hindert Georg Simon Ohm jedoch teilweise an einer realistischen Einschätzung von Möglichkeiten und einer kritischen Selbst-Reflektion, sowohl im wissenschaftlichen, als auch im kommunikativen Umfeld. Auf wissenschaftlicher Ebene mag als Beispiel hier angefügt sein, dass er am 4.6.1820 an seinen Vater schreibt: „Ich fühle es, dass ich dem Gipfel dessen, was man jetzt schon in der Mathematik und Physik weiß, näher rücke, und dann denk ich, mit größerer Leichtigkeit eigene Untersuchungen betreiben zu können", ohne die aktuellen mathematischen Entwicklungen z.b. von Gauss studiert zu haben. Als Beispiel aus dem kommunikativen Bereich mag der Kontakt zur Pariser Akademie der Wissenschaften dienen. Georg Simon Ohm schickt 1827 sein schwer lesbares Werk direkt an die Akademie, entgegen dem Rat seines Bruders. Das Buch wird katalogisiert und nicht weiter beachtet.

Stadium 5: Identität und Ablehnung

Aufgabe des Jugendalters ist es, zu lernen wer man ist und wie man in die bestehende Gesellschaft passt. Es gilt, die soziale Rolle zu finden und ein Selbstbild zu entwickeln, das für einen selbst und für die Gemeinschaft akzeptabel ist.

Für Georg Simon Ohm fällt diese Prägung in ein schwieriges Zeitfenster: das kurze Studium, das in einer völligen väterlichen Zurückweisung endet. Erzieherische Tätigkeiten in der Schweiz, die jedoch nicht zu einer Ablösung der väterlichen Klammer führen, sondern zu einem intensiven brieflichen Austausch, und die letztendlich den Sohn wieder nach Erlangen zurückführen.

Georg Simon Ohms letztes Schuljahr fällt genau in die Umbruchszeit, in der eine Reform des bayrischen Schulwesens einsetzte, um einen gehobenen Standard über mehrere Fächer zu setzen, die dann auch alle im Abitur abgeprüft wurden. Georg Simon kann gerade noch den gymnasialen Abschluss nach der alten markgräflichen

Schulordnung machen: eine einfache Lateinprüfung, bei der ein lateinischer Text vom Prüfer vorgelesen wurde (zumeist Cicero), der dann von dem Prüfling schriftlich in lateinischer Sprache nacherzählt werden sollte.

So kommt er im Sommersemester 1805 an die Erlanger Universität, eingeschrieben für Mathematik. Der Sohn taucht, aus der engen Betreuung des Vaters entlassen, zunächst ganz in das studentische Leben ein, was nicht nur aus der fachlichen Beschäftigung, sondern zu wichtigen Teilen auch aus dem sozialen Leben besteht. Der Vater kann nur einen kleinen finanziellen Beitrag zum Studium liefern, den Rest muss sich der Sohn selbst erarbeiten. Doch Georg Simon erweist sich als guter Tänzer, versierter Schlittschuh-Läufer und exzellenter Billard-Spieler. Es entstehen kleinere Schulden bei Kommilitonen, eine offene Buchrechnung von Palm landet beim Vater. Der Vater ist mit diesem Lebenswandel überhaupt nicht einverstanden; er scheint keinerlei Verständnis für derartige Bedürfnisse des Sohnes aufzubringen und streicht deshalb im Sommer 1806 seinen Zuschuss zum Studium. Die universitäre Ausbildung Georg Simons wird somit jäh unterbrochen und er muss sich nun selbst um seinen gesamten Lebensunterhalt kümmern. Am Erziehungsinstitut des Pfarrers Zehender in Gottstadt im Kanton Bern bekommt Georg Simon Ohm eine Lehrstelle für Mathematik angeboten. Der noch nicht 18-Jährige reiste ende September 1806 dorthin – seine erste Trennung von Erlangen. Und bereits bei Ankunft in Gottstadt reflektiert er sein Verhalten als Erlanger Student in einem Brief an den Vater vom 28. September 1806:

,Wie froh bin ich, unter diese Leute gekommen zu sein; jetzt erst sehe ich ein, welchem Abgrund ich entgegengelaufen sein würde, wäre ich nicht mit Gewalt von meiner vorigen Laufbahn abgeleitet worden.' (Hartmann, S.14)

Nachdem der Vater zunächst nicht antwortet, fürchtet der Sohn eine tiefere Ablehnung und formuliert neun Monate später erneut:

,Leider muss ich selbst bekennen, dass ich den Hass meines Vaters verdiene, ja völlig verdiene. Die Ursache ist: üble Anwendung meiner Zeit – und keine andere.' (Füchtbauer, S.86)

Kurz danach setzt er in einem weiteren Brief noch einmal nach, den Vater drängend seine ehrliche Entschuldigung doch anzunehmen. Der Vater antwortet im August; er zeigt in diesem Brief Verständnis für jugendliche Freuden, die er selbst als älterer Mann jedoch nicht mehr bedürfe. Er wollte sich aus dem Leben Georg Simons zurückziehen, um ihm seine eigene Entwicklung zu ermöglichen, nicht als Strafe. Doch der Sohn war zu sehr im Leistungsdenken erzogen worden, sodass er sich nur über Lernen und Studieren eine Anerkennung beim Vater vorstellen kann. Der väterliche Brief gibt ihm eine vom Vater getragene Freiheit der Entfaltung als Mensch, zu der Georg Simon jedoch aufgrund seiner bisher gelebten Biographie nicht fähig ist. Er flüchtet sich deshalb erneut in die väterliche Bindung. Die Angst vor einer erneuten möglichen Zurückweisung vereiteln weitergehende soziale Kontakte. Ein circulus vitiosus entsteht, den Georg Simon einige Zeit später (im Oktober 1809) seinem Bruder so beschreibt:

‚Ich gehe beinahe niemals in Gesellschaft, wenn ich auch leicht Zutritt haben könnte. Ein unwiderstehlicher Wiederwille hindert mich. Nicht deswegen, weil ich kein Vergnügen daran finde, im Gegenteil macht mir das oft Lust. (... Jedoch) die Sprache in einer solchen Gesellschaft muss frei, oberflächlich und deswegen zierlich sein; ich bin nicht daran gewöhnt; ich bin still.' (Füchtbauer, S.159)

Georg Simon unterrichtet Mathematik und Physik, erkennt dabei seine noch mangelhafte fachliche Methodik, die er jedoch durch eine intuitive Pädagogik ausgleichen kann (einen Großteil davon hatte er sich bei der Väterlich geführten Unterrichtung des Bruders erarbeitet). Die Fähigkeiten als Lehrer ergänzt er durch ein weiterführendes Selbststudium. Von einem weiteren Studium an der Universität Heidelberg rät ihm sein früherer Mentor Prof. Langsdorf ab: er solle lieber seine Stelle in Gottstadt behalten und eigenständig die Werke von Euler, Laplace, Lacroix und anderen studieren. Doch zum Studium gehört auch ein Austausch und Kommunikation; da er in der Schweiz keine geeigneten Gesprächspartner findet, wird das bekannte Umfeld herangezogen: die briefliche Kommunikation mit dem Vater und dem Bruder, der 1808 sein bayrisches Abitur ablegt und in Erlangen Mathematik studiert.

Die für das Jugendalter angedachte Stufe der Persönlichkeitsentwicklung zeigt zwar, dass Georg Simon in eine soziale Rolle (die des Pädagogen) hineingeschlüpft ist, dass er sie jedoch nicht selbst gefunden hat, was eine Unsicherheit zurücklässt und auch seine das weitere Leben anhaltende Neigung zum Rückzug aus der Gesellschaft erklärt. Auch wiederholt sich das schwankende Grundmuster immer wieder: Pädagoge in Bamberg, Stelle wird abgebrochen; Pädagoge in Köln, Stelle wird abgebrochen; Pädagoge in Berlin, Stelle wird abgebrochen; Pädagoge in Nürnberg, die finale Berufung auf eine universitäre Professur wird zur Überforderung. Der immer wieder gemachte Versuch die Pädagogik zu verlassen und sich ganz der Wissenschaft zu widmen gelingt bis zum Lebensende nicht. Nur das tief verankerte Selbstbewusstsein und das in der Kindheit gelernte Ertragen von Entbehrungen schützt Georg Simon vor einem biographischen Desaster.

Stadium 6: Intimität, Solidarität, Isolierung

Nach der Reflektion der eigenen individuellen Rolle folgt nun in der Reifung der Persönlichkeit die Auseinandersetzung mit den anderen Individuen. Das Ziel ist die Fähigkeit zur Liebe, unter der Erikson allgemein die Fähigkeit versteht, Unterschiede und Widersprüche in den Hintergrund treten zu lassen. So entstehen Freundschaften und ein selbst aufgebautes soziales Netz.

Mit 22 Jahren ist Georg Simon Ohm zurück in Erlangen. Durch seine bisherige Entwicklung fixiert er sich ausschließlich auf das familiäre ‚Wir' (Vater, Bruder und Ich), das ihm immer wieder Bestätigung und Halt gibt. Aus dieser intensiven Bindung erklärt sich auch, dass die beiden Ohm-Brüder zunächst parallel laufen: Martin promoviert im April 1811, Georg Simon im November. Allerdings könnten die formalen Umstände kaum unterschiedlicher sein: Martin hat ein sechs-semestriges Universitätsstudium, er schreibt eine Doktorarbeit unter Leitung von Prof. Rothe; Georg Simon kann drei Semester an der Universität nachweisen, ansonsten ein nicht dokumentiertes Privatstudium, er hat keine schriftliche Arbeit, keinen betreuenden Doktorvater und selbst das Thema der mündlichen Prüfung am 25. November 1811 ist nicht mehr bekannt. Er soll zwar eine schriftliche Arbeit nachreichen; doch dies erfolgt nie. Den Titel eines Doctors darf er fortan trotzdem führen.

Da die Bewerbungen Georg Simon Ohms auf eine in seinen Augen adäquate Stelle nicht erfolgreich waren, schrieb er ein Bittgesuch an den Bayrischen König, worauf er 1813 eine Stelle als Realstudienlehrer für Mathematik und Physik in Bamberg zugeteilt bekommt. Pädagogisch wenig gefordert und enttäuscht über die niedrige Schülerzahl kann er dort seine mathematischen und physikalischen Studien fortsetzen. Er wohnt bei einem Rechnungskommissar, das Ehepaar Kohl und die ‚schöne Demoiselle' finden seinen Beifall. Über seine Lebensgewohnheiten in Bamberg ist kaum etwas bekannt. Georg Simon schreibt an seinem pädagogischen Werk über die Geometrie. Aus dem Januarbrief 1815 an den Vater erfährt man, dass er einen Ausschlag im Gesicht hat und deshalb nicht ausgeht, was seiner Arbeit nütze. Das sonstige Ausgehen ist nicht weiter beschrieben: sind damit nur Spaziergänge oder Essengehen gemeint, oder auch Treffen mit anderen Menschen? In Köln ab 1818 scheint er sich neben seinen Forschungen um das Physikalische Kabinett öfters mit seinem Kollegen und

Freund Göller zu treffen. Ausschweifungen der Lebensweise entstehen als Gerüchte, über die der Direktor im März 1818 schreibt: ‚die Gerüchte, welche denselben in Beziehung auf die Herren Dr. Ohm und Göller zu Ohren gekommen sind, nicht ganz leer, wohl aber übertrieben sein mögen.' (Schnippenkötter, S.109) – was die Gerüchte beinhalteten ist nicht bekannt.

Seine entwickelte Einstellung zum Junggesellenleben begründet er im April 1826 in einem Schreiben an das Ministerium: ‚Früher habe ich wohl noch die Hoffnung gehegt, dem tief von mir gefühlten Mangel an befreundetem Umgang einstens abzuhelfen und aus dem bescheidenen Genuss eines stillen Familienglücks Mut und Stärke zu schöpfen gegen die Beschwerlichkeiten meines Standes; aber als 17 in öffentlicher Tätigkeit verlebte Jahre nicht nur nicht imstande waren, auch die genügsamste Familie gegen Mangel zu schützen (...) und zudem mein Alter mir einen solchen Schritt allmählich unratsamer machte, sank auch diese Stütze.' (Hartmann, S.70). Die wenigen Freundschaften, die Georg Simon aufbaut beziehen sich ausschließlich auf die wissenschaftliche oder pädagogisch-kollegiale Seite: neben Göller sind hier vielleicht J. S. Schweigger, G. Th. Fechner, Poggendorff und A. Seebeck (eventuell auch der Vater Th. J. Seebeck) zu nennen.

Durch die fehlende Entwicklung des hier angesprochenen Persönlichkeitsaspekts fixieren sich bei Georg Simon Ohm die Gedanken auf seine Wissenschaft in einer ausgeprägten Selbst-Bezogenheit die den Zug der Selbstaufopferung trägt. Allerdings schafft er es ein kleines soziales Netzwerk zu halten, was in seinem Kern den

Bruder und die Schwester, beide verheiratet mit Kindern, ausmacht. Die ersten beiden Schritte der Persönlichkeitsentwicklung, das Urvertrauen und die Autonomie, verharren auch beim erwachsenen Georg Simon Ohm ausschließlich im familiären Umfeld; der Tod des Vaters, mit dem die prägende Stimme endet, löst bei dem 33-Jährigen keine Persönlichkeitsänderung mehr aus.

Stadium 7: Generativität und Stagnation

Ein spannendes Thema in der Persönlichkeit Georg Simon Ohms ist die Frage, wie stark sein Inneres tatsächlich daran interessiert war, sich um die Ausbildung zukünftiger Generationen zu kümmern. Vernachlässigte er sich selbst zum Wohle anderer, oder entwickelte er Ablehnung anderer Ansichten im Sinne einer Entwicklungsstagnation?

Schon im Entwicklungsstadium 4 wurde darauf hingewiesen, dass Georg Simon Ohm bereits als 13-Jähriger in die pädagogische Tätigkeit einstieg. Diese früh übertragene soziale Rolle gibt ihm eine wichtige Bestätigung von außen, sie wird jedoch nicht vollständig durch seine innere Gesinnung getragen (wie im Entwicklungsstadium 5 schon angedeutet). Die eigentliche Berufung liegt im wissenschaftlichen Arbeiten: so versucht er auch die Pädagogik in dieser Weise zu durchdenken und schreibt sein methodisches Werk zur Vermittlung der Geometrie. Doch derart ausgefeilte pädagogische Methoden zu Einzeldisziplinen sind ihrer Zeit weit voraus und werden deshalb von den meisten Zeitgenossen nicht verstanden und gewürdigt. Dass die Ausübung der Lehrerrolle ihn immer wieder unzufrieden macht (mit der gleichzeitigen gespaltenen Erkenntnis, dass er sie exzellent durchführt) ist auch der Mangel an adäquaten Schülern und die fehlende Integration seiner Ideen in den gesamten Unterricht, aber die aus der Persönlichkeitsentwicklung erkennbare Hauptquelle ist die Prägung durch den Vater, der den Sohn in einer Entwicklungsphase einer ehrgeizigen Beschäftigung mit der Mathematik zuführt, in der er einen breiteren Erfahrungshorizont (auch mit Gleichaltrigen) gebraucht hätte.

Mehr aus finanziellen/ existentiellen Gründen denn aus Neigung geht er immer wieder in die Lehrertätigkeit. In Nürnberg erfährt er an der Polytechnischen Schule die so lange erhofften wissenschaftlichen Ehrungen. Als er schließlich seine ersehnte Professur in München bekommt und damit die Erwartung des 15-Jährigen in Erfüllung geht, kippt die etablierte Persönlichkeit in Unsicherheit und Überforderung. Schon gleich zu Anfang schreibt er am 1. Januar 1850 an seine Schwester: ‚mir ist so weh wie einem, der die Silvesternacht hindurch geschwärmt hat. Es ist mir alles so neu, und ich bin zu alt, um an Neuem Vergnügen zu finden.' (Füchtbauer, S.314) Der Lehrinhalt an Universitäten hat sich in der ersten Hälfte des 19. Jahrhunderts immens weiterentwickelt und Georg Simon Ohm hat diese Entwicklung nicht mitgemacht. Deshalb kann er sich jetzt in der neuen Position nur an ein bestehendes Lehrbuch halten, den Inhalt aber nicht mehr wirklich vermitteln. Er wird nun erstmals mit seiner anerzogen-überzogenen Vorstellung der eigenen Fähigkeiten in die Verantwortung genommen und muss schmerzlich erkennen, dass die universitäre Lehre sich deutlich verändert hat. Das Blatt wendet sich zum Ende seines Lebens: der talentierte Pädagoge ist überfordert, der einst verkannte Wissenschaftler hat eine adäquate Ehrung erfahren. Muss man in dieser Situation nicht abtreten? War der Tod eine zeitliche Konsequenz der eingetretenen Situation?

Wie er seine letzten Jahre in München verbracht hat ist kaum überliefert. Aus dem Brief von Carl Max von Bauernfeind mit der Nachricht von Georg Simon Ohms Tod ist nur wenig zu entnehmen: ‚Er war, wie in letzter Zeit immer, auf dem Franziskanerkeller und trank sein Glas Bier ziemlich heiter.' (Füchtbauer, S.333)

Stadium 8: Ich-Integrität und Verzweiflung

Die letzte Stufe der Entwicklung mit dem Rückblick auf das eigene Leben und der Auseinandersetzung mit Alter und Tod führt nach Erikson zur Weisheit.

Nach den Urteilen der meisten Biographen hat Georg Simon Ohm diese letzte Reife insbesondere in Nürnberg entwickelt. Während der Wechsel von Berlin nach Nürnberg 1833 unter eher unruhigen Zeichen vonstatten geht, etabliert sich Ohm rasch. Davon zeugt z.B. das Urteil des Rektors Friedrich Mann: ‚Entschieden ausgeprägt erschien bei ihm das anspruchslose Schlichte, zugleich aber auch das männlich Feste, das markig Energische. Er war mittelgroß, gedrungen, in stets strammer Haltung. Gebückt konnte man sich diese Mannesgestalt kaum vorstellen. Sein Auftreten war fest, sein Gang rasch und elastisch. (...) Angetan mit einem langen, dunkelblauen Rock, in dessen einer großen Seitentasche die fleißig benützte Schnupftabaksdose untergebracht war, schritt er im Lehrsaale umher; nur höchst selten dozierte er vom Katheder aus. Dabei entwickelte er, obwohl schon im reiferen Mannesalter, eine Lebhaftigkeit und eine Fülle der Stimme, wie dies sonst nur der strotzenden Kraft des Jünglings eigen ist. Und wie zündend war sein Vortrag, wie eindringlich und fruchtbar seine Lehrweise.' (von Füchtbauer, S.206f.) 1839 übernimmt Georg Simon Ohm das Rektorat der Polytechnischen Schule und führt diese zu einem exzellenten Ruf. Er wirkt in der Beschreibung seines Verwandten ausgeglichen und in sich ruhend: ‚Bei alledem blieb Ohm stets der gleiche schlichte und harmlose frohe Mensch, dem jedes Geltungsbedürfnis fremd war, der vielmehr seine Erholung am liebsten im Kreise gleichgesinnter Freunde, bei einem guten Glas Bier, einer langen Studentenpfeife und wohl auch einem Kartenspiel suchte' (von Füchtbauer, S.216).

Während die stets in Entwicklung befindliche Persönlichkeitsbetrachtung erst am Lebensende oder als Rückschau ein vollständiges Bild ergibt, arbeitet die auf Eigenschaften basierende Persönlichkeitsbeschreibung mit einer länger anhaltenden Konstanz von Grundparametern. Bei dem Big-Five-Modell sind dies die Achsen selbstsicher – verletzlich (Neurotizismus), zurückhaltend – gesellig (Extraversion), vorsichtig – neugierig/erfinderisch (Offenheit für Erfahrungen), unbekümmert – organisiert (Gewissenhaftigkeit) und misstrauisch – mitfühlend (Verträglichkeit). Die Achsen sollen auf den über 30-jährigen Georg Simon Ohm angewendet werden, soweit sie biographisch beurteilt werden können. Es sind dies im engeren die Lebensabschnitte in Köln, Berlin und Nürnberg.

Auf der Achse des **Neurotizismus** erscheint die Gewichtung in Richtung selbstsicher zu gehen. Dies zeigt sich in Formulierungen bei seinen Schreiben um Stellengesuche an die Behörden und Herrscher, bei den Diskussionen seiner wissenschaftlichen Arbeiten und bei den (teilweise nicht sehr diplomatischen) Anfragen und Anträgen für mögliche Stellen bzw. wissenschaftliche Anerkennungen. Exemplarisch genannt seien hier der Antrag an das preußische Ministerium ohne die wichtigen Publikationen abzuwarten, die offizielle Einreichung der schwierig zu lesenden deutschen Arbeit an die Akademie der Wissenschaften in Paris und die Schreiben an den bayrischen König. Eine starke innere Kraft und die kindlich-jugendlichen Erfahrungen von Entbehrung formen Georg Simon Ohm zu einem Menschen mit einer harten Schale. Er scheint nicht verletzlich zu sein – was auch sein Auftreten als Lehrer als Eindruck bei den Schülern hinterlässt (verschiedenen Dokumenten der Kölner und Nürnberger Zeit zufolge).

Die Achse der **Extraversion** zeigt ein bunteres Bild bei dem die Einstufung nicht ganz so einfach ist. Besonders aus der Nürnberger Zeit ist eine Geselligkeit Georg Simon Ohms überliefert: seine Freude an einem Glas Bier, am Rauchen und Schnupfen, und am Kartenspielen. Es ist zu vermuten, dass dies auch für die Zeiten in Köln und Berlin gilt. Allerdings befindet er sich in Köln noch stärker auf der Suche nach wissenschaftlichen Erkenntnissen, sodass er sich auch immer wieder zurückzieht um seine Versuche durchzuführen und um nachzudenken. Er befindet sich also auf dieser Achse in einer mittleren Position.

Was die **Offenheit für Erfahrungen** angeht, kann man Georg Simon Ohm ganz auf der Seite des neugierigen und erfinderischen Menschen finden, zumindest im wissenschaftlichen Kontext. In wieweit er auch mit den Lehrmethoden offen für Neues ist bleibt dahingestellt. Sein als junger Mann entwickeltes didaktisches Konzept scheint seine Leitlinie zu bleiben; eine neue Auflage oder eine Erweiterung bzw. Modifikation der Schrift erfolgt nicht. Dies mag unter dem Einfluss der Selbstsicherheit zu erklären sein. Erfahrungen auf anderen Gebieten scheinen ihn wenig interessiert zu haben. So findet man keine Aussagen über Konzert- oder Theaterbesuche, über die Beschäftigung mit schöngeistiger Literatur oder den Austausch mit Künstlern. Die Offenheit für solche Begegnungen war nach den vorhandenen Quellen zu schließen gering.

Was die Achse der **Gewissenhaftigkeit** betrifft war Georg Simon Ohm sehr organisiert und strukturiert. So bekommt er auch disziplinarische Arbeiten in Köln übertragen und eignet sich als Rektor für die polytechnische Schule in Nürnberg. Einen kleinen Ansatz von Unbekümmertheit mag man in manchen seinen kommunizierenden Schriftstücken finden, doch ist dies wohl eher im Zusammenhang mit einer überschießenden Selbstsicherheit als mit einer fehlenden Organisiertheit zu erklären.

Unter den Aspekten der **Verträglichkeit** mischen sich mehrere Aspekte, die jedoch insgesamt einen mitfühlenden Charakter betont. In seinem pädagogischen Ideal taucht zum Beispiel so eine mitfühlende Komponente auf, ohne die seine Art des Unterrichts gar nicht möglich wäre. Er wird auch sonst von seinen Freunden und Kollegen als umgänglicher Mensch geschildert, mit dem man gut auskommen kann. Etwas anders erscheint das Verhältnis zur Behörde, doch ein ausgesprochenes Misstrauen ist hier auch nicht erkenntlich. Es ist wohl ehr eine Enttäuschung über die immer wiederkehrenden hinhaltenden oder ablehnenden Bescheide. Auch im wissenschaftlichen Umgang erscheint Ohm niemals als misstrauisch; er kommuniziert offen seine Ergebnisse und nimmt im Gegenteil gerne auch Diskussionen auf um weiter zu kommen (z.b. die Anmerkung Poggendorfs in der Publikation von 1825: Warum verwendet der Herr Verfasser kein Thermoelement mit konstanter Spannung?) Schon aufgrund der inneren Ehrlichkeit und Bescheidenheit gibt es für ihn keinen Grund, ein neidisches oder misstrauisches Verhalten zu entwickeln. So weist auch das Urteil des Kölner Direktors Birnbaum 1824 mehr auf kurzzeitige Stimmungslagen hin: ‚es tut mir daher immer sehr leid, wenn ich an ihm Unzufriedenheit und Missmut bemerke, Eigenschaften, die sich seit einiger Zeit bei ihm wahrnehmen lassen. Doch ist mir noch nicht aufgefallen, dass dies auf den ruhigen und festen Gang seines Unterrichtes Einfluss hätte; wie es denn überhaupt mehr in vorübergehender Affektion, als in einer organischen Disposition seinen Grund zu haben scheint.' (Schnippenkötter, S.129f.)

Während die Eigenschaften noch ein sehr differenziertes Bild ermöglichen, bei dem mehrere Achsen beurteilt werden, ohne jedoch die Aspekte der Entwicklung zu enthalten, wird die Zuordnung zu einem Persönlichkeitstyp schwierig. Man muss wohl davon ausgehen, dass reine Formen im Sinne der psychoanalytischen Typenlehre nur selten vorliegen oder eher auf Störungen hin formuliert werden können. Von diesen Grundformen können bei Georg Simon Ohm folgende Merkmale einzelnen Typen zugeordnet werden: narzistisch (Tendenz zu Machtbedürfnis und übersteigertem Selbstwertgefühl), schizoid (Distanz und Angst vor Nähe) und hysterisch (Angst vor Sexualität?); depressive oder zwanghafte Merkmale liegen nicht vor. Würde man diese Aspekte zu einem narzistisch-schizoiden Mischtyp mit hysterischen Aspekten zusammenfassen, klingt das hochtrabend, ist aber eine leere Floskel. Insofern ist diese Typenzuordnung für eine retrospektiv biographische Betrachtung nicht sinnvoll einsetzbar.

Die Betrachtung der Dokumente von und über Georg Simon Ohm aus der Perspektive der modernen Persönlichkeitsforschung zeigen deutlicher als die auf die wissenschaftliche Leistung hin orientierten Lebensdarstellungen den Menschen und bieten Erklärungsmöglichkeiten für manche überraschenden oder schwer verständlichen Handlungen. So kann man ein tieferes Verständnis von seinem Lebensweg bekommen, ohne dass ein äquivalentes wissenschaftliches Spezialwissen der Mathematik und Physik, seiner Arbeitsfelder, nötig wird. Gleichzeitig ist die Ohmsche Biographie ein schönes Beispiel, wie bestimmte eher auffällige Persönlichkeitsmerkmale und Ausprägungen sich über den Entwicklungsaspekt einordnen lassen und über die Zeit sich zu einem stimmigen Gesamtbild vereinen. Intuitiv findet sich das in der schlichten Charakterisierung von Sophie Kellermann, der Frau/Tochter(?) eines Freundes und ehemaligen Schülers, zum alt gewordenen Junggesellen: er war kein verbitterter, sondern ein abgeklärter älterer Mann.

Sein Charakter erhielt durch sein Leben eine Stärke, die auch der Umdrehung der Konstellationen am Ende seiner Biographie gewachsen war. So verabschiedet sich Georg Simon Ohm ohne langes Siechtum und erzwungene Tatenlosigkeit.

Literatur:

Erikson, Erik H, 1992. *Der vollständige Lebenszyklus.* Frankfurt a.M., Suhrkamp, 2. Auflage.

Füchtbauer, Walter, 2002. *Georg Simon Ohm: Nachgelassene Schriften und Dokumente aus seinem Leben.* Erlangen, Palm und Enke.

Hartmann, Ludwig, 1927. *Aus Georg Simon Ohms handschriftlichem Nachlass.* München, Bayernland-Verlag.

May, Peter, 1989. *Georg Simon Ohm – Leben und Wirkung. Ausstellungskatalog.* Erlangen, Druckhaus Mayer Verlag.

Schnippenkötter, Josef, 1939. *Ohm in Köln. In: Georg Simon Ohm als Lehrer und Forscher in Köln; Festschrift zur 150. Wiederkehr seines Geburtstages.* Köln, J.P. Bachem Verlag.

Thomae, Hans, 1968. *Das Individuum und seine Welt: eine Persönlichkeitstheorie.* Göttingen, Hogrefe.

Von Füchtbauer, Heinrich, 1947. *Georg Simon Ohm.* Bonn, Dümmler Verlag, 2. Auflage.

Die dritte Ärztekategorie des Aristoteles, ihre Tradierung im Europa des 15. Jahrhunderts und ihre Ausläufer im frühen 21. Jahrhundert (2010-2020)

1. Aristoteles und Antike Medizin

Aristoteles kommt auf der Suche nach anschaulichen Analogien an zentralen Stellen seines Werkes immer wieder auf die Ärzte und die Heilkunde zu sprechen. Dabei unterscheidet er nicht nur zwei Kategorien (wie dies sein Lehrer Platon bereits einführte (1)), sondern nennt in seiner Politik noch eine dritte Kategorie von Ärzten:

> „Als Arzt gilt aber zum einen der praktisch Tätige, zum anderen der Fachspezialist, und drittens der in der entsprechenden Disziplin fachlich Gebildete. [...] Sachverständiges Urteilen erkennen wir den Gebildeten ebenso wie denen, die wirklich über das Fachwissen verfügen, zu." (2)

Die im heutigen engeren Sinn als Ärzte bezeichneten Kategorien unterscheiden den freien, urteilsfähigen Fachmann, der Rechenschaft über sein Handeln ablegen kann, und den empirischen Praktiker, der sklavisch und ohne rationelle Durchdringung seines Handelns tätig wird (3). Während der Fachmann die Materia medica versteht und rationelle Kriterien für sein Handeln aufstellt, die von jedem nachvollziehbar und transparent dargestellt werden können, verlässt sich der Praktiker auf seine Autoritäten (z.B. Lehrmeister) und befindet sich damit mehr in einer Verteidigungshaltung seiner Tätigkeiten, die durchaus wirkungsvoll sein können, ihn jedoch nicht zu freiem Handeln befähigen (4). Tritt z.B. eine neue Erkrankung auf, so ist der Fachmann in der Lage durch seine Überlegungen einen Lösungsweg für eine neue spezifische Behandlung zu ermitteln. Der skizzierte Praktiker findet in seinen Schriften keine entsprechende Anweisung und irrt demzufolge im ‚therapeutischen Sumpf' herum, d.h. er kann nur bereits Bekanntes ausprobieren. Interessanter Weise wird von Aristoteles die heute übliche Einteilung in operative und nichtoperative Fächer nicht direkt impliziert. Zwar legt das griechische Wort für den Praktiker einen manuell Tätigen nahe (5), es müssen jedoch nicht zwingend chirurgische Tätigkeiten sein, die ausgeübt werden.

Die dritte Kategorie wird bei der Diskussion um den Ärztestand gerne beiseitegeschoben, da man die dort Genannten heute nicht unmittelbar als Ärzte bezeichnen würde: es handelt sich in übersetzender Terminologie mehr um die medizinisch Gebildeten, unter die auch Aristoteles selbst als Sohn eines Arztes zu zählen wäre (6). Im Unterschied zum Fachmann übt der Gebildete die Tätigkeit nicht aus; im Fall der Medizin wir er also keine Patienten betreuen. Die grundlegende geistige Beschäftigung mit der Materie ist jedoch bei beiden vergleichbar, wobei der Gebildete aufgrund der fehlenden praktischen Anwendung mehr Zeit für andere Inhalte hat, die seine Universalität erhöhen. Der Gebildete kann so ein Urteil über jeden Inhalt, der seine Bildung umfasst, abgeben, während der Fachwissenschaftler nur in seinem Spezialgebiet ausgewiesen urteilen kann (7). Das Urteil des

Fachwissenschaftlers ist dabei ein ‚richtiges', weil es direkt aus dem angewandten Bezug stammt, während der Gebildete ein Gefühl für die Angemessenheit der Art der Behandlung eines Gegenstandes hat, das jedoch oft zuverlässiger als das Gefühl des Spezialisten oder seiner Fachkollegen ist (8). Aristoteles dokumentiert mit der dritten Kategorie von Ärzten eine im antiken Griechenland neu entstandene Schicht, deren Ziel das breite Allgemeinwissen ist - Bildungsbürger im positiven Sinn des Wortes. Die Heilkunde spielt dabei eine herausnehmende Bedeutung, denn sie begründet als erste eine Exaktheit in der Beschreibung von Phänomenen, hängt nicht zuletzt ihr Erfolg von der genauen Beobachtung ab. Nicht was der Mensch an sich ist, sondern sein Verhältnis zu dem, was er isst und was er trinkt und wie er lebt, und wie alles auf ihn wirkt ist das Grundproblem. Dies wird in den sieben Büchern ‚Epidemien' festgehalten (9). Die als hippokratische Schriften kompilierten Traktate geben ein erstes Zeugnis dieser wissenschaftlich angegangenen Medizin, die sich vom empirischen Lehrer-Schüler-Verhältnis trennt (ohne dass die Lehrer-Schüler-Beziehungen aufgegeben werden) und die Lehre öffentlich, d.h. transparent darstellt (10). Der Arzt kann auf seinem Wissen über das Gesunde aufbauend das Kranke erkennen und Mittel und Wege finden, das Kranke zum Normalen zurückzuführen; für den seelischen Bereich übernimmt diese Aufgabe der Philosoph (11).

Der Gebildete hilft durch seine größere Überschau dem Fachmann, sein Wissen in den Kontext einzuordnen und ganzheitliche Systeme zu entwerfen. Der medizinisch Gebildete wird somit für den urteilsfähigen Fachmann ein essenzieller Spiegel seiner als wahr erkannten

Urteile. Auf diese wichtige Stellung der dritten Kategorie wurde bisher in der Literatur noch nicht eingegangen. Woher bekommt der Gebildete jedoch sein Wissen? Hauptquelle ist zunächst die Ausbildung, die (im antiken Griechenland) der Knabe ab seinem sechsten Lebensjahr bekommt. Fächer dabei sind Schreiben (sowie Lesen und Rechnen), Musik (einschließlich Lyraspiel) und Gymnastik. Die höhere Bildung, die aufgrund der Kosten nur von Wohlhabenden wahrgenommen werden kann, ergänzt die Grundlagen durch Philosophie, Rhetorik, Geschichte und Naturwissenschaften. Die Modelle für ein Menschenbild und die theoretischen Konzepte der Gesundheit und Krankheit werden dabei im Rahmen der Philosophie und Naturwissenschaften angesprochen. Während die Pharmakologie und die Chirurgie ganz in den Händen der eigentlichen Arztausbildung liegen, wird die dritte Therapierichtung, die Diätetik (12), auch unter praktischen Aspekten im Rahmen der höheren Bildung angesprochen und entsprechende Empfehlungen gegeben. Motivation hierfür ist vor allem der Erhalt von Gesundheit, der durch eine geordnete Lebensweise (denn Diätetik umfasst in diesem Zusammenhang weit mehr als nur die Ernährung) sichergestellt werden soll (13). Die Prävention wird somit über die Gebildeten verbreitet, die ihr Wissen in ihrem Wirkkreis weitergeben können. Ob und wieweit ein solches ‚ärztlich-therapeutisches' Handeln von den Gebildeten in der Antike stattgefunden hat lässt sich heute nicht mehr erschließen (14).

2. Die Gebildeten im Europa des 15. Jahrhunderts

Während im 14. Jahrhundert die Scholastik mit ihrer Fundierung in der Wissenschaft und Logik des Aristoteles (scholastische Methode als Weiterentwicklung der antiken Dialektik, der Kunst des richtigen Diskutierens in Form eines Dialogs) dominierte (15), begann im 15. Jahrhundert eine neue Rezeption der originalen antiken Texte und eine Loslösung der diskursiven Philosophie (Fragen an die Autoritäten der Geschichte, spekulatives Literaturstudium) mit einer verstärkten Ausbildung wissenschaftlicher Fragen an die Natur. Eingeleitet wurde die neue Richtung bereits von Denkern wie Roger Bacon (1214-1294), nach dem Wissenschaft streng von Theologie zu trennen ist und empirisch mit Experimenten und Mathematik betrieben werden muss (16), oder Francesco Petrarca (1304-1374), der dem Aristotelismus kritisch gegenüber stand (17). Maßgeblich waren auch der wirtschaftliche Aufschwung der Städte, die Entwicklung der großen Handelshäuser (Hanse, Fugger, Medici) und die Stärkung des Bürgertums, das zunehmend die Bildung betonte. Der Mensch wurde dabei immer mehr zum Maß der Dinge (18), der menschliche Körper zum Maßstab für ein neues Ordnungssystem (19). So löste sich das theozentrische Weltbild des Mittelalters allmählich in eine anthropozentrische Weltsicht auf. Die neue Technik des Buchdrucks unterstützte die schnelle Verbreitung der modernen Gedanken und der Interpretationen und Übersetzungen der alten Schriften. In allen Künsten und Wissenschaften wurde experimentiert und erweitert: die Musik integrierte die Terzen und Sexten als schöne Klänge in ihre Theorie und in die praktischen Kompositionen (20), die reine Instrumentalmusik nahm ihren Aufschwung (21), die an der Realität orientierte niederländische Malerei setzte neue Maßstäbe (22), in der Mathematik und Physik wurden neue Systeme etabliert (23).

In diesem Kontext erwachten medizinisch geprägte Diskussionen in den gebildeten Kreisen zu neuem Leben. Man kann dabei verschiedene Personengruppen unterscheiden, die als mögliche Repräsentanten der dritten Aristotelischen Ärztekategorie anzusehen sind. In die erste Gruppe fallen diejenigen, die Medizin studierten und zeitweise ausübten, ihren Schwerpunkt jedoch (zumindest Zeitweise) auf andere Betätigungen legten. Dies gilt für einige der bekannteren Ärzte des 15. Jahrhunderts (24). Durch die aktive Ausübung der ärztlichen Tätigkeit zählen sie eigentlich zu den Fachmännern, der zweiten Gruppe bei Aristoteles. Dennoch haben sie ein erweitertes Spektrum, was bei Aristoteles dem Fachmann zunächst nicht zugesprochen wird. In wieweit ein erweitertes Spektrum auch den anderen Ärzten dieser Zeit zugesprochen werden kann, bleibt Gegenstand weiterer Untersuchungen (25). Hierbei gilt es zu bedenken, dass die universitär tradierte Medizin nicht unbedingt den im Aristotelischen Sinn definierten Fachmann hervorbrachte, sondern eher einen Arzt, der auf seiner erlernten Lehre beharrte und diese verteidigte (Merkmale der ersten von Aristoteles genannten Kategorie).

Eine zweite Gruppe der dritten Ärztekategorie nach Aristoteles stellen jene Personen dar, die zwar medizinische Lehrveranstaltungen an den Universitäten besuchten, dann jedoch nicht in den Arztberuf einstiegen. Leider ist es bei diesen Vertretern im Einzelnen schwierig nachzuweisen, dass sie keine praktische Medizin ausgeübt haben. Bei einigen wenigen gilt dies als gesichert. Dazu zählen Marsilio Ficino (1433-1499), Girolamo Savonarola (1452-1498) und Giovanni Pico della Mirandola (1463-1494). Ficino, Sohn eines Leibarztes von Cosimo de Medici, studierte Medizin und Philosophie. Er betätigte sich überwiegend als Übersetzer platonischer Texte am Hof der Medici. Sein Hauptwerk ‚de vita libri tres' enthält medizinisch-astrologische (d.h. theoretische) Betrachtungen und wurde zunächst auf italienisch (Florenz 1489), dann auf lateinisch (Venedig 1498) gedruckt. Savonarola brach das Medizinstudium ab, und wendete sich nach Eintritt in den Dominikanerorden der Theologie zu. Pico della Mirandola hörte ebenfalls nur wenige medizinische Vorlesungen. Sein Schwerpunkt galt der Kabbalah-Forschung. Seine heute im medizinethischen Kontext oft zitierte Abhandlung über die Würde des Menschen ist kein medizinisches Werk, wenngleich die weitere Renaissance in allen Sparten von dieser Idee getragen erscheint.

Eine dritte Gruppe der dritten Ärztekategorie nach Aristoteles enthält schließlich jene Personen, die kein Medizinstudium absolvierten, sich jedoch mit medizinischen Themen auseinandersetzten und allgemeine Aussagen dazu machten. Zu diesen zählt u.a. Nikolaus von Kues (1401-1464), der mit vielen Ärzten und Wissenschaftlern seiner Zeit fruchtbare Diskussionen führte und mit seinen Überlegungen zur diagnostischen Medizin besondere Akzente setzte. Sein wichtigster Beitrag in dieser Beziehung liegt in der Aufforderung Krankheiten messbar zu machen (26). Diese Quantifizierung ist für

Kues wichtig, damit durch Vergleiche zwischen Messergebnissen auf die richtige Arznei oder den Ausgang der Krankheit geschlossen werden kann.

Mit dem ausgehenden Mittelalter bzw. der Frührenaissance in Norditalien verändert sich die Gelehrtenstruktur aus der kirchlich geprägten Klosterwissenschaft hin zum universal gebildeten Humanisten, der in weltlichem Rahmen die Natur und den Menschen studiert (27). Wie an den frühen Beispielen gezeigt vermischen sich zunehmend die von Aristoteles aufgestellten Ärztekategorien. Neben den universitär ausgebildeten praktisch tätigen Ärzten (zweite Kategorie nach Aristoteles) finden sich solche, die erweiterte Studien und Betrachtungen neben ihrer praktischen medizinischen Tätigkeit ausüben und somit nicht nur die reine medizinische Technik kennen, sondern auch distanzierte Urteile über die Heilkunst fällen können (kombinierte zweite und dritte Kategorie nach Aristoteles). Darin überschneiden sie sich mit den Gebildeten, die nicht als Ärzte arbeiten, die sich aber genügend Kenntnis erworben haben, um gesundheitliche Aspekte bis hin zu Therapien beurteilen zu können (dritte Kategorie nach Aristoteles).

Die erste Kategorie der Ärzte nach Aristoteles verschmilzt im 15. Jahrhundert mit der Hochschulausbildung. Demgegenüber bilden die in der Heilkunst praktisch tätigen Nicht-Ärzte zahlenmäßig die größte Gruppe: sie versorgen flächig die Bevölkerung und tradieren mündlich ihr Erfahrungswissen. Aufgrund der geringen objektiven Dokumentation dieses Wissens, nimmt man diese Gruppe jedoch weniger leicht wahr und sieht sie oftmals verzerrt durch die schriftlich dokumentierten und einseitig negativ beschreibenden Schmähschriften und Anklagen (meist aus dem 16. Jahrhundert!).

Die wissenschaftliche Renaissancemedizin beginnt im 16. Jahrhundert (28). In diese Epoche fällt auch die an den handwerklichen Zünften orientierte Bemühung, einen ärztlichen Stand zu definieren und gegenüber anderen, teilweise in Zünften (Bader, Chirurgen), teilweise frei (Hebammen) organisierten Heilberufen abzugrenzen. Der Arzt entwickelt sich zum theoriegeprägten Analytiker, der auf einer Lehrmeinung beharrt, eine Tendenz die bereits während der Entwicklung scharf kritisiert wurde (29). Als reiner Fachspezialist trifft ihn die bereits von Aristoteles angemahnte Kritik, dass er zwar in seinem Bereich abgeschlossen sinnvoll argumentieren kann, dass diese Argumentation aber nicht zwingend für andere menschliche Belange Relevanz hat.

3. Medizinische Bildung im frühen 21. Jahrhundert

Durch die Vereinheitlichung der medizinischen Ausbildung im 19. Jahrhundert wurde die Trennung zwischen dem praktisch Tätigen und dem Fachspezialisten zunächst formal überwunden. Allerdings zeigte sich schnell, dass die Ansprüche nicht flächendeckend realisierbar waren; so entwickelte sich die Gruppe der Heilpraktiker (in Deutschland institutionalisiert ab 1928 (30)), die mit einer reduzierten Ausbildung ärztliche Tätigkeiten ausführte und damit die Rolle der ersten Ärztekategorie übernahm, während die stärker theoretisch fundierten Hochschulärzte zunehmend spezialisierten und heute nahezu ausschließlich als Fachärzte in die Rolle der zweiten Ärztekategorie schlüpften. Eine besondere Blüte ist dabei der Verlust des praktischen Arztes und an dessen Stelle die Etablierung eines Facharztes für Allgemeinmedizin.

Die wesentlichste Veränderung fand allerdings im Bereich der dritten Ärztekategorie nach Aristoteles statt. Bedingung dafür war zunächst die breit zugängige Dokumentation ärztlichen Wissens in schriftlicher Form, die durch das Internet noch einmal gesteigert wurde. Die verfügbaren Informationen erlauben es nahezu jedem, sich über spezifische Aspekte der Medizin auszubilden und mit diesem Wissen in die Diskussion einzusteigen. In Verbindung mit dem eigenen Erleben einer Erkrankung wird so der Patient ein Spezialist, dem die spezifischen Details oft besser vertraut sind als dem studierten Arzt (31). Damit droht ein Rollentausch: der Patienten-Spezialist benötigt die Überschau des fachlich gebildeten Arztes. Auf diese Verschiebung der Arztrolle ist der Mediziner jedoch weder ausgebildet noch vorbereitet: im System gilt er doch weiterhin als Spezialist!

Die Verfügbarkeit von Detailinformationen alleine ist jedoch noch nicht ausreichend, um aus einem Patienten einen vollständigen Spezialisten zu generieren, der innerhalb seines Rahmens tatsächlich sein Denken und Handeln argumentativ begründen kann. Durch die Verwendung der Fachsprache suggeriert der Patient den Spezialisten. Erst durch eine individuelle Überprüfung ist der Arzt in der Lage einzuschätzen, inwieweit die Begriffe vom Patienten auch wirklich sinnvoll erfasst wurden. Der Arzt muss dabei in erster Linie über die genuin medizinische Bildung hinaus einen Überblick über die allgemeine

Bildung bekommen – doch wie kommt er zu einem brauchbaren Urteil, wenn er eine solche Herangehensweise nicht gelernt hat? Hier erweist es sich als notwendig, dass die von Aristoteles aufgestellte dritte Kategorie bewusst gemacht und in die Ausbildung mit integriert wird.

Der Gebildete, dessen Rolle hier besetzt werden soll, ist jedoch nach Aristoteles selbst nicht praktisch tätig, d.h. gebunden. Sucht man innerhalb der Mediziner nach solchen ‚Gebildeten‘, so findet man sie institutionalisiert in den theoretischen Fächern der Universität. Doch dieser Rest droht in dem Moment wegzufallen, indem keine Mediziner dort mehr arbeiten. Außerdem sehen sie sich durch ihr Fach wiederum oft nur als Spezialisten, trauen sich also nicht in die Rolle des Überblickenden zu schlüpfen. Somit wird die dritte Ärztekategorie nach Aristoteles heute wiederum von den Ärzten abgegeben und landet – im Ungewissen, in der Beliebigkeit.

Unterstellt man, dass auch heute noch die Einteilung des Aristoteles wichtig und nötig ist und das Ziel eines modernen Arztes in einer gleichwertigen Verschmelzung aller drei Kategorien angesehen wird, dann muss insbesondere die dritte Kategorie ernst genommen, bewusst gemacht und professionalisiert werden.

Fußnoten:

(1) Platon. Nomoi IV, 720 a-e und Nomoi IX, 857 c-d. auch: Kudlien F. Die Sklaven in der griechischen Medizin der klassischen und hellenistischen Zeit. Wiesbaden 1968.

(2) Aristoteles. Politeia III 11, 1282a1 - 1282a7, eigene Übersetzung

(3) Kudlien F. Klassen-Teilung der Ärzte bei Aristoteles. in: Moraux P, Wiesner J (eds) Aristoteles Werk und Wirkung, erster Band, Berlin - New York 1985 S.427-435.

(4) Die Trennung erscheint hier vielleicht zunächst akademisch, erklärt sich aber aus der Entwicklung der Medizin in Griechenland: während vor Homer noch die kräuterkundigen Medizinmänner, als Zauberer verehrt, die Medizin ausübten, gab es in der homerischen Zeit neben den religiös fundierten Heilpriestern bereits berufsmäßige Ärzte, die sich auf den Heilgott Asklepios beriefen und deren Tätigkeit auf dem tradierten praktischen Erfahrungsschatz basierte. Unabhängig davon etablierte sich die wissenschaftliche Heilkunde aus dem philosophischen Denken (nach Celsus, Prooemion 6f: Pythagoras, Empedokles, Demokrit). Mit den Schriften des Corpus Hippocraticum wird eine Verbindung beider Bereiche herbeigeführt, die empirischen Erfahrungen werden in das philosophisch orientierte Gesamtkonzept integriert. Der Praktiker ist demnach nicht einfach mit dem praktisch tätigen Arzt gleichzusetzen, sondern bezeichnet jene ärztlich Handelnden, die ohne Grundlagenstudium qua medizinische Schulung aktiv sind. Die Ausbildung der ‚studierten' Ärzte war dabei nicht einheitlich, sondern folge einer der sechs Ärzteschulen (im 5. Jhdt. v.Vhr.), die durchaus unterschiedliche Lehrmeinungen vertraten. Vgl. Lexikon der Antike, Stichwort Medizin. www.pompeion.de.

(5) Kudlien F. siehe Anmerkung 3, S.428. Praktiker waren in der vorsokratischen Zeit auch Heerführer und Krieger, die ihre Wunden nach dem tradierten Erfahrungsschatz behandelten (vgl. Abbildungen auf Vasen, bei denen zumeist der verwundete Krieger von einem Gleichgesinnten versorgt wird oder sich selbst hilft).

(6) Christes J. Bildung und Gesellschaft. Die Einschätzung der Bildung und ihrer Vermittler in der griechisch-römischen Antike. Darmstadt 1975 (Erträge der Forschung Band 37).

(7) Aristoteles. de partibus animalium I1, 639a1. auch: Kullmann W. Wissenschaft und Methode. Interpretationen zur aristotelischen Theorie der Naturwissenschaft. Berlin - New York 1974. Die Fähigkeit des Gebildeten wird auch von Cicero aufgegriffen: de oratore III 22,83.

(8) Jaeger W. Paideia. Berlin - New York 1973.

(9) Corpus Hippocraticum. Exemplarisch wird in den Epidemie-Büchern zunächst das Wetter der Jahreszeiten beschrieben (äußere Bedingungen) bevor auf die Symptomatik von Erkrankungen und ihr Verlauf Bezug genommen wird. Dies erfolgt vom Allgemeinen hin zu Einzelfallbeobachtungen.

(10) Die medizinische Wissenschaftlichkeit des Corpus Hippocraticum ist dabei nicht ausschließlich die der philosophischen Richtung, sondern basiert auch auf den empirischen Beobachtungen; sie ist also grundsätzlich phänomenologisch orientiert. Das Bedürfnis, die Vielfalt der Erkrankungserscheinungen auf wenige Prinzipien zurückzuführen, führt zur Humoralpathologie, d.h. der verschiedenen Mischung von vier Körpersäften. Der spekulative naturphilosophische Ansatz (Empedokles, Demokrit) wird zugunsten einer Wahrheitssuche hinter den Phänomenen aufgegeben (Platon, Aristoteles).

(11) U.a. bei Platon. Gorgias und Phaidros.

(12) Steger F. Antike Diätetik - Lebensweise und Medizin. NTM Zeitschrift für Geschichte der Wissenschaften, Technik und Medizin 12 (2004) 146-160.

(13) Edelstein L. Antike Diätetik. Antike 7 (1931) 255-270. Harig G, Kollesch J. Gesellschaftliche Aspekte der antiken Diätetik. NTM Zeitschrift für Geschichte der Wissenschaften, Technik und Medizin 8 (1971) 14-23.

(14) Überlegungen zu theoretischen Aspekten der Medizin finden sich demgegenüber in vielen Werken der Antike. Ob auch die Medizin-Bücher von Celsus dazuzurechnen sind ist umstritten. s. Schulze C. Aulus Cornelius Celsus - Arzt oder Laie? Autor, Konzept und Adressaten der De medicina libri octo. Trier 1999 (Altertumswissenschaftliches Colloquium (BAC) 42).

(15) Grabmann M. Die Geschichte der scholastischen Methode. Berlin 1988. Pieper J. Scholastik. München 1978.

(16) Huber-Legnani M. Roger Bacon, Lehrer der Anschaulichkeit. Freiburg 1984. Kuper M. Roger Bacon, der Mann, der Bruder Williams Lehrer war. Berlin 1996.

(17) Koch B. Francesco Petrarca. in: biographisch-bibliographisches Kirchenlexikon Bd. 7 (1994) 283-287.

(18) Die prägnantesten Formulierungen finden sich bei Nikolaus von Kues (genannt Cusanus; 1401-1464): die Wirklichkeit ist durch den Mensch geschaffen; der Mensch gilt als Maß aller Dinge. Konsequent folgert er die Unendlichkeit des Universums ohne die Erde als Mittelpunkt und verlässt damit die klassische Tradition von Platon und Aristoteles. Gott, als etwas was nicht gedacht werden kann, findet sich in der Unendlichkeit (coincidentia oppositorum). Jacobi K. Nikolaus von Kues. Einführung in sein philosophisches Denken. Freiburg-München 1979. Winkler N. Nikolaus von Kues zur Einführung. Hamburg 2001.

(19) In der Kunst wir diese Haltung sehr deutlich: der Menschliche Körper wird in seiner Vielfalt und reinen Ausdruckskraft (Nacktheit) studiert, Künstler wie Andrea Mantegna (1431-1506) und Leonardo da Vinci (1452-1519) besuchen die noch rar durchgeführten anatomische Sektionen oder führen sie auch selbst aus. Lehmann V. Anatomie und Kunst. Schleswig-Holsteinisches Ärzteblatt 7 (2003) 74-81.

(20) Erkennbar wird dies z.B. im Fauxbourdon bei Guillaume Dufay (1397-1474).

(21) Dazu zählen u.a. der theoretische Traktat 'Fundamentum organisandi' von 1452 des blinden Organisten Conrad Paumann (1409-1473) und mehrere musiktheoretische Werke des Iohannes Tinctoris (1435-1511).

(22) Hier sind in erster Linie Rogier van der Weyden (1400-1464) und Jan van Eyck (1390-1441) zu nennen.

(23) Zwei prominente Beispiele: Nikolaus von Kues (1401-1464) formulierte die Relativität der Bewegung, bei der ein fixer Bezugspunkt fehlt, als zentrale Größe. Mit dieser Betrachtungsweise war die Ablehnung des geozentrischen Weltbildes eine notwendige Konsequenz. Regiomontanus (1436-1476) begründete wesentliche Aspekte der Trigonometrie und Geometrie, mit Blick auf die Astronomie.

(24) Ärzte die überwiegend Astronomie und Mathematik betrieben: Giovanni Battista Abiosi (Lebensdaten nicht bekannt), Christian von

Prachatitz (1370-1439), Jan Ondřejův (1375-1456), Jurij Drohobytsch (1450-1494). Ärzte mit philosophischen und sprachlichen Schwerpunkten: Johannes Hartlieb (1400-1468), Wenzeslaus Brack (1450-1495), Martin Pollich (1455-1513). Politisch aktive Ärzte: Pietro Paolo Vergerio (1370-1444), Nicolaus Pistoris (1411-1471), Erasmus Stella (1460-1521).

(25) Bei vielen Ärzten ist eine intensivere Zweitbeschäftigung bekannt, so bei Siegmund Albich (1360-1427) die Theologie, bei Henri Arnaut de Zwolle (1400-1466) und Giorgio Valla (1447-1499) die Musik, bei Hieronymus Münzer (1447-1508) die Geographie und bei Magnus Hundt (1449-1519) die philosophische Anthropologie. Ärzte, bei denen keine ausgeprägten anderen Bereiche überliefert sind: z.b. Johannes Tichtel (1445-1503), Johannes Manardus (1462-1536). Auch einige Chirurgen-Ärzte: z.b. Giovanni Arcolani (1390-1458), Heinrich von Pfalzpaint (1400-1467), Johann von Wiesbaden (Lebensdaten nicht bekannt).

(26) Vergleiche hierzu die Ausführungen von Kurt Flasch: Nikolaus Cusanus, München 2001, S. 66ff.

(27) Voll ausgebildet ist dies dann erst zu Ende des 15. Jahrhunderts mit Personen wie Leonardo da Vinci (1452-1519) und Albrecht Dürer (1471-1528), die den menschlichen Körper bis in die Anatomie hinein studieren und konstruieren, Willibald Pirckheimer (1470-1530), der während seines Studiums in Pavia mit der Medizin in Berührung kommt und dann deutliche Urteile über die Ärzte seiner Zeit fällt, Pietro Pomponazzi (1462-1525), der Medizin studiert, dann aber von der philosophischen Seite die Anthropologie aufbaut. Auch in der Musik entsteht der anthropologische Bezug durch das Entwickeln der Affektenlehre (seelische Erregung des Menschen), die bei Josquin Desprez aufzuleuchten beginnt.

(28) Zu dieser Zeit treten die ersten ‚geläufigen' Namen der neueren Medizingeschichte auf, darunter Andreas Vesalius (1514-1564), Michael Servetus (1511-1553) und Andrea Cesalpino (1519-1603), Paracelsus (1493-1541), Ambroise Pare (1510-1590).

(29) Man denke hierbei an die Aussagen von Paracelsus, aber auch aus dem nichtmedizinischen Bereich, z.B. Willibald Pirckheimer.

(30) Vergleiche hierzu die Ausführungen von Janine Freder: Die Geschichte des Heilpraktikerberufs in Deutschland, Bonn 2003.

(31) z.B. Dubs L. Der Patient als Experte. Forsch. Komplementärmed. 5 (1998) 90-95. Stollberg G. Der Mythos vom mündigen Patienten. In: Saake I, Vogd W (eds.) Moderne Mythen der Medizin. 2008.